脂肪と老廃物が
ドバドバ出ていく!
お腹からやせる
「内臓洗浄体操」

復師・整体師
ア教室
nobu先生 著

医師 石原新菜 監修

PHP

はじめに――セルフケア教室nobu先生（鍼灸師・柔道整復師・整体師）

「最近、お腹が出てきた」

「体が重くて、動くのがおっくう」

「駅では、エスカレーターやエレベーターを探してしまう」

「以前と食べる量は変わらないのに、太ってきた」

「見た目が老《ふ》けてきた気がする」


みなさんは、このような症状に悩んでいませんか？

本書のタイトルが目に止まって手に取ってくださった方はおそらく、以前よりも太ってきたことを感じておられるのでしょう。

これらの症状のうち、どれか1つでも心当たりがある方は、非常に危険です。

放っておくと、お腹はますますふくらんで、体重もどんどん増えます。

「もう歳なんだから、仕方がない」

「太っていたって、別にいいや」

と思う方もいるでしょう。また、

「運動しているのに、お腹が引っ込まない、やせない」

と、あきらめてしまっている方もいるかもしれません。

しかし、そうやって、ぽっこりお腹や重たい体を放置していると、体重がどんどん増えるだけでなく、内臓の働きが悪くなって、思わぬ病気にかかったり、腰痛や股関節痛、膝痛などになって、将来、歩けなくなったりするおそれがあるのです。

歩けなくなるということは、寝たきりになる可能性があり、さらには認知症のリスクも高まります。

それでも、ぽっこりお腹のままでいいと思いますか？

太りやすく、やせにくくなる原因として、確かに「加齢」もありますが、それだけではありません。

あなたを悩ませている、ぽっこりお腹や肥満は、実はあなたの体に存在する「ある筋肉」が原因となっていることが少なくないのです。

その筋肉とは「ズボラ筋」！　ちゃんと働かずにサボっている――つまり、ズボラになっている筋肉のことです。

本書で紹介する「内臓洗浄体操」は、このズボラ筋を動かすことを目的にしています。ズボラ筋を動かすと、血液やリンパの流れがよくなり、内臓に溜まっていた老廃物、中性脂肪や内臓脂肪が排出されやすくなるのです。

ズボラ筋をちゃんと働かせれば、内臓が洗浄され、ぽっこりお腹や肥満が解消。スマートで若々しい見た目をキープできるだけでなく、病気知らずでアクティブに、楽しい毎日を過ごせるようになるのです。

おっと、申し遅れました！　私は、セルフケア教室ｎｏｂｕ先生と申します。

現在、動画投稿サイトやＳＮＳなどを通じて、整体やストレッチ、セルフケアの方法をご紹介しています。そこでお伝えしているのは、ズボラ筋をちゃんと働かせる体操です。

私がどんな人物で、なぜこのような活動をしているのか、興味をもってくださった方は、「おわりに」（１０８ページ〜）を先にお読みいただければと思います。

さて、ズボラ筋を動かす体操にはさまざまな健康効果がありますが、今回は「お腹からやせる」ことにフォーカスしたいと思います。前述のとおり、ぽっこりと出たお腹をそのままにしておくと、この先の人生を台なしにしてしまいかねないからです。

今回この本でご紹介する「内臓洗浄体操」は、まったく難しくありませんし、ハードでもありません。

老若男女《ろうにゃくなんにょ》を問わず、誰でも簡単に行うことができ、短時間で効率よくズボラ筋を刺激することができます。

しかも、寝ころがったまま、立ったまま、イスに座ったまま、短いものでは、たったの30秒、長くても3分程度で終わります。

いずれも患者さんから「コレステロール値が299から93にまで下がった」「50代で体重が73kgから59kgまでに減った」などのお声が寄せられ、その効果は実証済みです。

ぜひ、この「内臓洗浄体操」を実践して、いつまでも健《すこ》やかで若々しい、しかも美しい体を手に入れてください！

監修者の言葉――石原新菜（医師）

体の不調の多くは、運動不足と食べすぎが原因です。現代人は、生活が便利になったことで体を動かす機会がめっきり減ってしまいました。さらに脂質や糖質の多い食生活を続けていることによって、脂質異常症や糖尿病、高血圧などの生活習慣病を招き、老化のスピードを速めてしまっているのです。

私は内科医として日々、患者さんと向き合い、健康維持のためには「運動」と「食べ過ぎないこと」の重要性をお伝えしていますが、「がんばっているのに、やせない」という人が少なくありません。でも、話をよくよく聞いてみると、間食をしていたり、1日1食にしているといいながら、その1食の量が多すぎたりするのです。そして、運動も「時間がない」といって、なかなか続かないようです。

確かに、食べたいものを我慢するのは至難のわざです。私自身もダイエット経験があるので、その気持ちはよくわかります。だとしたら、体を動かして筋肉をつけ、代謝を上げる他はありません。それにはやはり、継続的に運動をすることが大切です。

そこでおすすめしたいのが、本書の「内臓洗浄体操」です。日ごろ動かしていないズボラ筋を刺激するので、ちょっとした体操でも代謝が上がります。この「ちょっとした」が、運動を続けるための大切なポイントです。どの体操も所要時間は数分程度。しかも動きが小さいので、高齢者でも、運動が苦手な人でも問題ありません。

ズボラ状態にあるインナーマッスルを刺激することで、さまざまな健康効果を期待できます。まず、お腹まわりの筋肉を動かすので便通がよくなり、腸内環境が改善されます。腸内環境がよいとやせやすい体になりますし、免疫力も上がり、セロトニン（幸せホルモン）も作られるので、メンタル面の健康にもつながります。

そして、「内臓洗浄体操」の名のとおり、内臓脂肪を減らし、特に肝機能の改善が期待できます。内臓脂肪というと「太った中年男性」というイメージが強いかもしれませんが、最近は「非アルコール性脂肪肝炎（ＮＡＳＨ）」が急増中で、やせた女性であっても内臓脂肪、特に肝臓に脂肪がついている人が増えているのです。ですから、単に「やせたい」という人だけでなく、健康維持のためにも、１人でも多くの人に「内臓洗浄体操」を行っていただきたいと思います。

脂肪と老廃物がドバドバ出ていく!
お腹からやせる「内臓洗浄体操」

目次

第1章 やせるために大切なこと

第2章

寝たままできる！　内臓洗浄体操

第3章

やせる！　nobu先生おすすめ体操

※効果には個人差があります。

装幀　村田 隆（bluestone）
イラスト　杉山美奈子
組版・本文デザイン　朝日メディアインターナショナル株式会社
編集協力　鈴木裕子

第1章

やせるために大切なこと

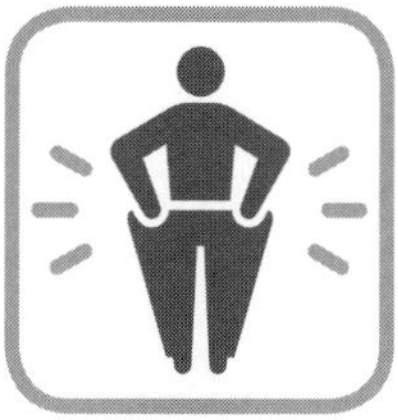

なぜ「ぽっこりお腹」は危険なのか

増えすぎた中性脂肪は万病のもと

血液中には、中性脂肪やコレステロールなど、さまざまな脂質が存在します。

中性脂肪は体を動かしたり、体温を維持したりと体の活動のエネルギー源になるもので、生きるために絶対に必要なものです。

コレステロールも、細胞膜や神経細胞の材料となったり、体の機能調整に関わるホルモンなどの原料として使われるなど、やはり生きる上で欠かせないものなのです。

ただし、問題はその量です。

中性脂肪が増えすぎると、エネルギーとして使い切れずに余ってしまい、体の中の脂肪細胞に貯蔵されます。そしてその量が増えすぎると、血液の中に中性脂肪が溢れ出て血液がドロドロになり、血管の中をスムーズに流れなくなります。

さらに、内臓のまわり、特に胃や腸のまわりに「内臓脂肪」として蓄えられます。内臓脂肪の量が増えると、高血圧や高血糖、脂質異常などが生じやすく、動脈硬化を引き起こしやすい状態になります。

血液がドロドロになり、動脈硬化が進むと、脳梗塞や脳血栓、心筋梗塞などのリスクが高まります。いずれも軽度のうちは自覚できる症状がほとんどないといわれ、最悪の場合は「突然死」を招きます。幸い、「死」を逃れられたとしても体の自由がきかなくなったり、寝たきりになったりする恐れもあるのです。

一方、コレステロールも、特に悪玉のＬＤＬコレステロールが必要以上に増えると、血管の内側の壁を傷つけ、そこからＬＤＬコレステロールが血管壁に入り込み、超悪玉化します。これが「脂質プラーク」と呼ばれるコブをつくり、血管を詰まらせる原因の元になり、脳梗塞や脳血栓、心筋梗塞などを引き起こします。

肝臓の働きを阻害してしまう

ぽっこり出たお腹は、内臓脂肪や異所性脂肪（内臓脂肪の脂肪組織に収まりきらなくなった脂肪）の象徴です。これらは胃や腸、肝臓などのまわりにつき、臓器の働きを悪くします。胃や腸の働きが悪くなると、便秘を招いてさらに太りやすくなりますが、肝臓の働きが悪くなると、健康を大きく損《そこ》ねることになってしまいます。

肝臓の主な働きとしては、次の３つがあります。

①体に必要なタンパクの合成・栄養の貯蔵

②有害物質の解毒・分解

③食べものの消化に必要な胆汁の合成・分泌

肝臓に異所性脂肪がつくと、このような肝臓の働きが阻害されるので栄養は貯蔵されず、有害物質も解毒されず体の中に留まることになり、体にさまざまな不調が生じてしまいます。

ですから、ぽっこり出たお腹をへこませるためには、内臓脂肪だけでなく、肝臓についた異所性脂肪も減らさないといけないのです。

血液循環の悪化で、さらに肥満に

血液は、栄養や酸素を体じゅうに運びます。中性脂肪が増えると肝臓に付着しやすく、また悪玉コレステロールも増えやすいため、肝機能の低下やドロドロ血液を招きます。血液がスムーズに流れなくなると当然、酸素や肝臓で合成された栄養も十分に細胞に行き渡りません。胃や腸にも十分に血液や酸素が運ばれなくなるため、消化吸収の力が弱くなり、肥満の原因となる便秘にもなりがちです。

血行が悪くなると代謝の力が落ち、脂肪が燃えにくくなってしまいます。

つまり、中性脂肪が増えると血液の循環が悪くなり、血液の循環が悪くなると、ますます血液はドロドロになり、代謝も下がって内臓脂肪が溜まることに。この悪循環を絶つためには、何よりも中性脂肪を減らすことが重要なのです。

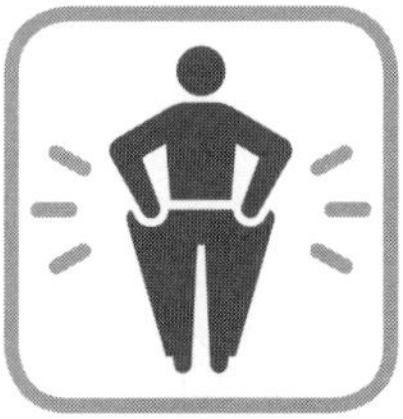

増えた脂肪を撃退するカギは「ズボラ筋」にあり

ズボラ筋とは？

本書の冒頭、「はじめに」で、ぽっこりお腹や肥満を引き起こす「ズボラ筋の話」に触れました。ここからは、そのズボラ筋について、じっくり説明しましょう。

人間の体には６４０もの筋肉があり、それぞれがさまざまな役割を果たしています。最も大きな役割は、体を動かすことです。

私たちの体が動くのは、関節（骨と骨のつなぎ目）が動くおかげです。その関節を動かしているのが筋肉。関節にくっついた筋肉が伸びたり、縮んだりすることで、私たちは体を自由に動かすことができるのです。

ところが、関節を支えている筋肉すべてが、その役割をきちんと果たせているわけではありません。日ごろの動作のクセや、悪い姿勢、加齢などの影響によって、使う筋肉が偏《かたよ》ってしまったり、うまく動かせなかったり、筋力そのものが落ちたりして、結果としてサボってしまっている「ズボラ筋」があるのです。

ズボラ筋の存在を許してしまう最大の原因は、姿勢の悪さです。

デスクワークで座りっぱなしだったり、立ち仕事でも同じ姿勢を長時間続けたりしていると、使う筋肉が偏ってしまいます。近年はパソコンが普及したことで、猫背気味になっている人が少なくありません。

さらにここ数年は、感染症が流行した影響もあって、家の中で過ごす時間が増えて運動不足になったり、在宅でのテレワークに切り変わったことでパソコンやタブレット、スマホなどと向き合う時間が増えたりしている人も多いのではないでしょうか。

体を動かさなければ筋肉は使われず、筋力は低下します。そこに悪い姿勢が加われば、ズボラ筋は増える一方です。

「私には、サボっている筋肉なんてない！」と思う人もいるかもしれませんが、私の実感としては、現代人はほとんど全員、ズボラ筋を抱えています。

ズボラ筋を放っておくと……

関節を支える筋肉は決まっていて、どの関節も「2つの筋肉」によって支えられています。その2つの筋肉は、悪い姿勢や日常動作のクセなどでズボラになりやすい。関節を支えている筋肉がズボラになると、関節の動きが悪くなるだけでなく関節痛を引き起こし、さらにさまざまな健康被害の引き金になってしまいます。

これについて、少し詳しく説明しましょう。

ズボラ筋があると、その近くにある複数の筋肉がズボラ筋をなんとかフォローしようと過剰に働きます。ズボラ筋とは逆の「がんばり屋さんの筋肉」といったところでしょうか。

がんばり屋さんの筋肉はズボラ筋の分まで働いてくれるので、休む間もなく緊張しっぱなし。その結果、硬くなりやすくなってしまいます。

関節のまわりにある筋肉は、体を動かすだけでなく、関節そのものをしっかりと安定させたり、外部からの衝撃を和らげるクッションのような役割も担っています。

ところが、関節にズボラ筋とがんばり屋さんの筋肉が存在するというアンバランスな状況は、関節のスムーズな動きを妨げるのはもちろん、関節の安定性や柔軟性を損なうことにもつながり、たとえば次のような関節の症状・病気を引き起こしてしまいます。

・腰椎椎間板ヘルニア
・脊柱菅狭窄症
・脊柱側弯症
・坐骨神経痛
・頸椎症
・頸椎椎間板ヘルニア

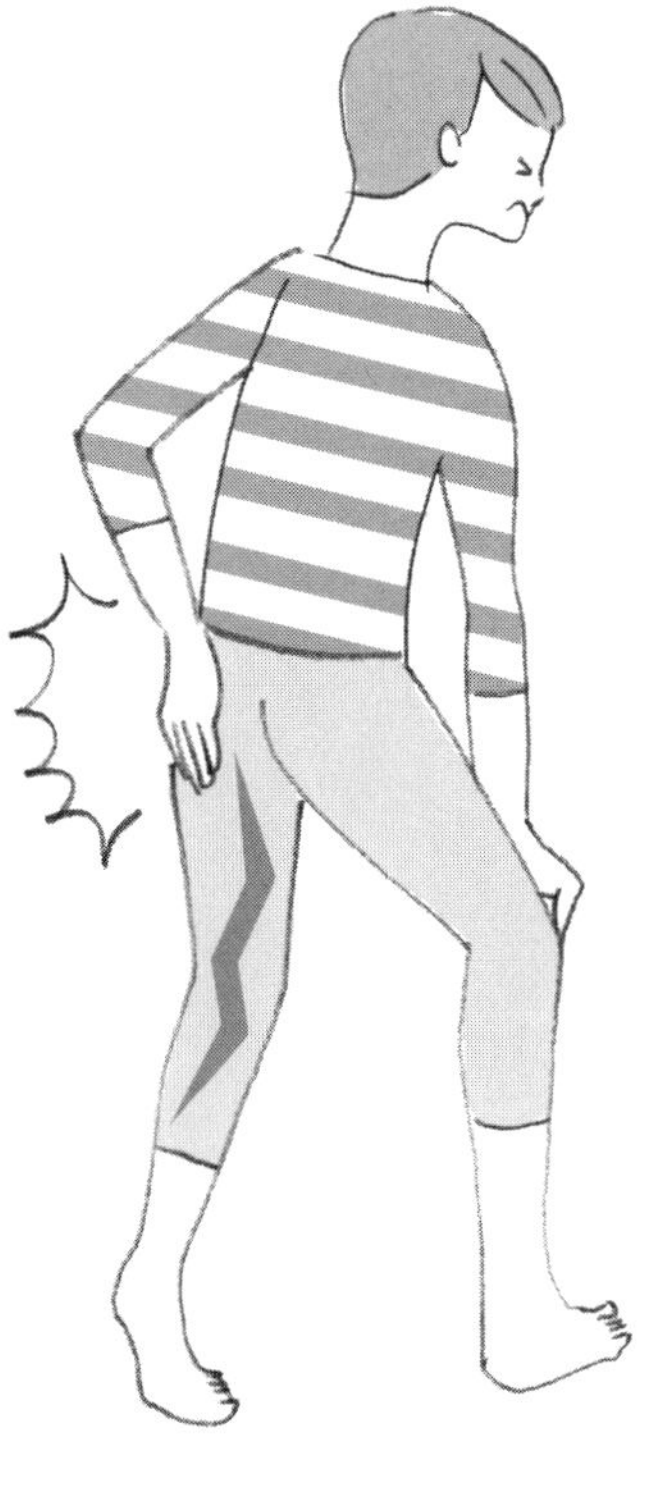

・四十肩・五十肩
・変形性股関節症
・変形性膝関節症
・扁平足
・外反母趾

特に40代以上の方によくみられる症状なので、心当たりのある方も、いらっしゃるかもしれません。

さらに、筋肉には関節を支える働き以外にも、血液を心臓に送り返すポンプの役割や、リンパなどの体液を流す役割、生きていく上で必要な熱を産生する役割なども担っています。

ズボラ筋があると、これらの役割も十分に果たせなくなり、関節だけでなく全身のあらゆる臓器や器官に及ぶ危険性があるのです。

筋肉がズボラになって、さらに筋力が落ちていくと、次のようなことが起こります。

①血行が悪くなる
②代謝が低下し、脂肪が増え、肥満になりやすい
③高血圧、糖尿病をはじめとした生活習慣病のリスクが高まる
④つまずきやすく、転びやすい
⑤骨粗鬆症《こつそしょうしょう》のリスクが高まる（骨がもろくなる）
⑥免疫が低下し、感染症にかかりやすくなる

本書に深く関わるのは①②③ですが、高齢の方の場合は④⑤が心配です。骨がもろくなっている状態で転倒すると、そのまま寝たきりに……ということにもなりかねません。⑥についても、ウイルス感染症が収まらない状況にあっては、なんとしても避けたいものです。

ズボラ筋には、早めの対策が必須です。放置していては絶対にダメなのです。

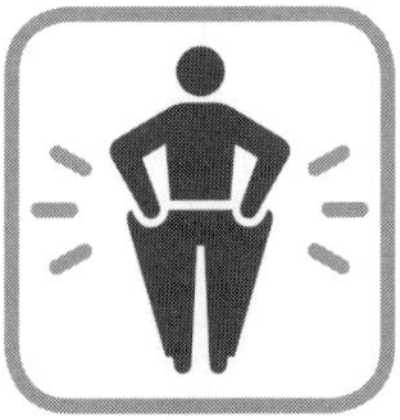

必要なのはズボラ筋へのアプローチ

肥満につながるズボラ筋は？

ズボラ筋は体のあちこちに存在しますが、本書で紹介する、内臓脂肪や異所性脂肪を解消するための「内臓洗浄体操」の対象となる筋肉は、次のとおりです。

・肩甲下筋／上腕三頭筋（肩を支える筋肉）
・菱形筋／前鋸筋（肩甲骨を支える筋肉）
・多裂筋／腹横筋／腸腰筋（腰・股関節を支える筋肉）

■ 主なズボラ筋

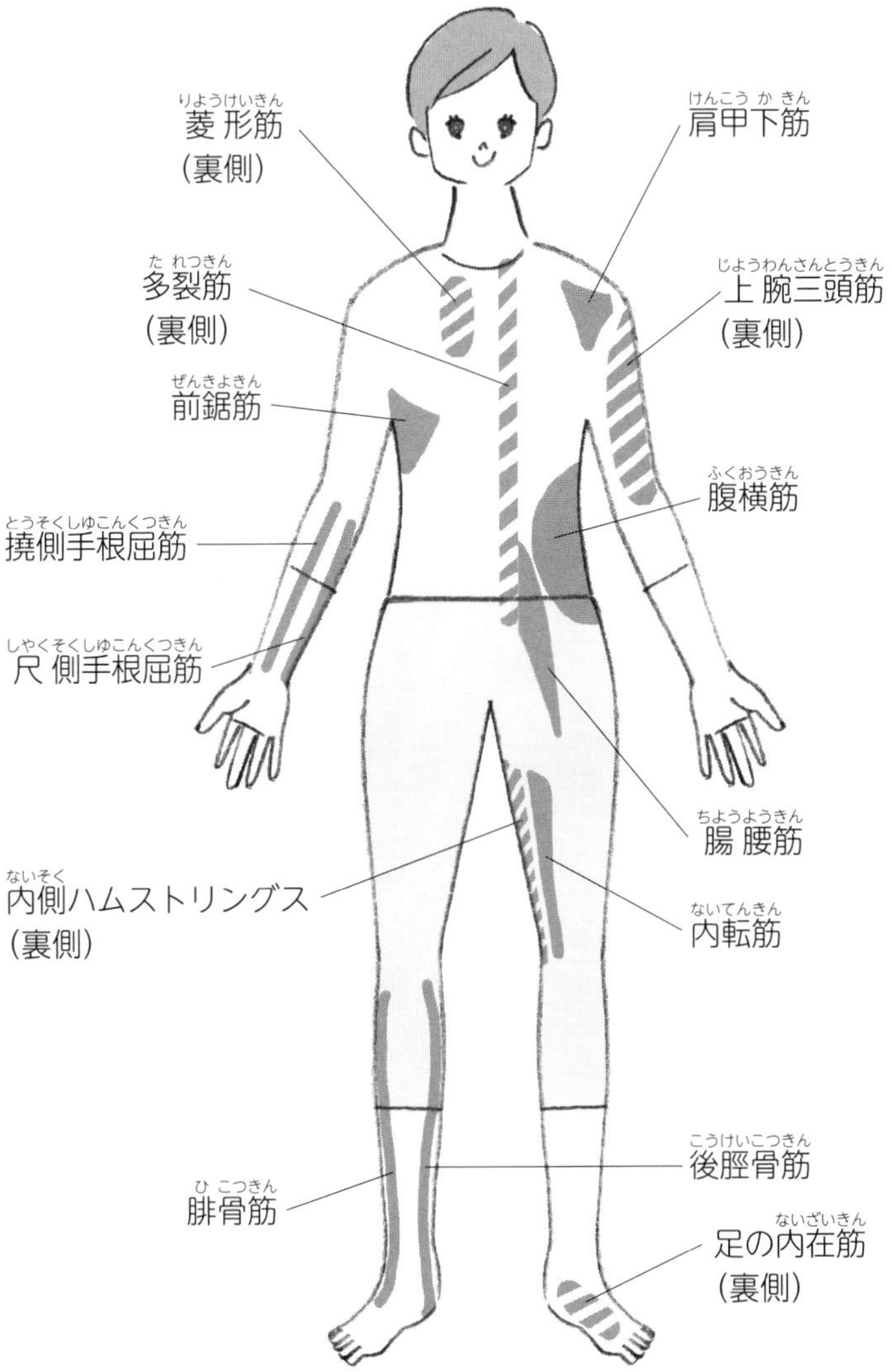
菱形筋《りょうけいきん》
（裏側）
肩甲下筋《けんこうかきん》
多裂筋《たれつきん》
（裏側）
上腕三頭筋《じょうわんさんとうきん》
（裏側）
前鋸筋《ぜんきょきん》
腹横筋《ふくおうきん》
撓側手根屈筋《とうそくしゅこんくつきん》
尺側手根屈筋《しゃくそくしゅこんくつきん》
腸腰筋《ちょうようきん》
内側《ないそく》ハムストリングス
（裏側）
内転筋《ないてんきん》
後脛骨筋《こうけいこつきん》
腓骨筋《ひこつきん》
足の内在筋《ないざいきん》
（裏側）

・橈側手根屈筋／尺側手根屈筋（手首・指を支える筋肉）
・内転筋／内側ハムストリングス（膝を支える筋肉）
・後脛骨筋／腓骨筋（足首を支える筋肉）
・足の内在筋（足の指の関節の動きや足裏のアーチ形成に関わる）

以上は腰や股関節、膝、足首といった、特に重要な関節を支える筋肉で、これらがズボラになると、ぽっこりお腹や肥満になるのはもちろん、さまざまな不調にもつながってしまうのです。

「運動してもやせない」理由

よく、「運動しているのにやせない」「食事制限しているのにやせない」という声を耳にします。せっかく努力しているのに成果が出ないというのは、つらいですよね。それでリバウンドしてしまった、という人も少なくないでしょう。

体を動かしたり、食べる量を控えたりしているのにやせないのは、ズボラ筋によって代謝が落ちて、脂肪が溜まりやすい体になっていることが原因と考えられます。

ズボラ筋をきちんと働かせられれば、つらいトレーニングをしなくても、無理な食事制限をしなくても自然とお腹がへこみ、みるみる体重が落ちていきます。

全身の関節がしっかり安定するので体を動かしやすくなり、運動量が増えます。それによって脂肪が燃えやすくなる効果もあります。

ズボラ筋で腸の機能も低下

ズボラ筋の存在によって骨盤の位置がずれたり、ゆがんだりしていると、腸の位置もずれてしまいます。各臓器は本来の位置にあってこそ機能を発揮するので、腸の位置が悪くなればその機能は低下します。

腸（大腸）の機能が悪くなると、便秘になりがちです。便が排泄されずに腸の中に留まっていると、水分と一緒に体内へ再吸収され、脂肪として蓄えられてしまうと考えられています。また、腸内に便が溜まっているとさらに胃や腸（小腸）の働きが鈍くなり、消化吸収に時間がかかるため、食物に含まれた栄養を必要以上に吸収するともいわれています。さらに、便が溜まったままだと腸内環境も悪化し、食べものから必要以上にエネルギーを取り込んで体内に脂肪として蓄える働きのある、いわゆる「デブ菌」が増えるとも考えられています。

なお、「出産前はすらっとしていたのに、産後はお腹がぽっこり出て、やせない」と悩んでいる方の場合、妊娠中に骨盤まわりの筋肉がズボラ筋になってしまったり、出産によって骨盤が開き、腸の位置がずれていることも原因の1つかもしれません。

ズボラ筋によって骨盤の位置が悪くなると、背骨や首の位置も悪くなります。腸を動かしているのは自律神経ですが、自律神経は脳からきて首と背骨を通ります。したがって、背骨や首の位置がずれたりゆがんだりすると自律神経の働きが悪くなり腸の機能が低下。その結果、太りやすくなることも考えられるかもしれません。

以上のことからわかるように、ズボラ筋の存在は中性脂肪・内臓脂肪を体の中に溜め込むことにつながり、体にとってはデメリットばかりなのです。

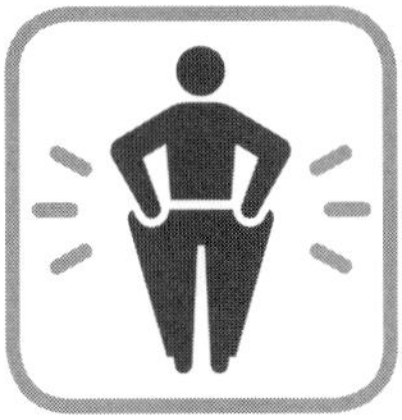

自然とお腹がへこみ、みるみるやせる「内臓洗浄体操」

下半身のズボラ筋を狙って効率よくやせる

さて、ここからは本書の本題、「内臓洗浄体操」について説明します。

現代人が体のあちこちにズボラ筋を抱えていることはお話ししたとおりですが、中性脂肪・内臓脂肪を減らすために重要なのは下半身のズボラ筋です。

下半身の筋肉は大きく、全体の6〜7割の筋肉を占めています。したがって、ここのズボラ筋を鍛えると、効率よく脂肪を燃焼させることができるのです。

さらに、ふくらはぎは別名「第二の心臓」とも呼ばれ、心臓から送り出された血液

■ふくらはぎは「第二の心臓」

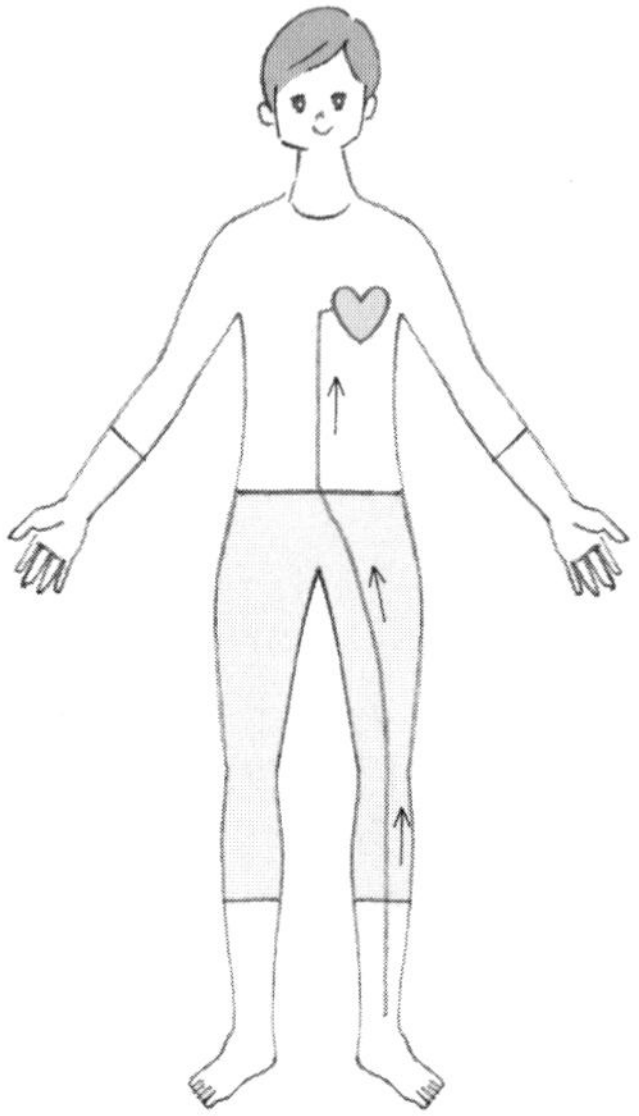

を、重力に逆らって上半身へと押し戻す役割をもっているので、ここの筋肉を刺激すると血行がよくなり、老廃物もスムーズに排出され、やせやすくなります。

そこで、内臓洗浄体操では腰から下の、ズボラになっている腸腰筋や内転筋、内側ハムストリングス、腓骨筋、後脛骨筋を働かせます。

さらに、上半身のズボラ筋を働かせる体操もあります。下半身とは関連がないように思えるのになぜ？　と思われるかもしれません。しかし人間の体というのは不思議なもので、たとえば手首の筋肉を働かせることで膝の筋肉がゆるみ、関節がスムーズに動いて膝痛が解消した、というケースもあります。つまり、上半身の筋肉を働かせることで下半身の筋肉もゆるんでよく働くようになる、ということがあるのです。

リンパの流れも改善

血液と同じように体内を循環し、老廃物を運搬・排出してくれるものに、リンパがあります。リンパは血液と同様、関節や筋肉の間を通るので、ズボラ筋やその存在によって、リンパ節（リンパの通り道であるリンパ管の途中で、細菌やウイルスなどを排除する関所のような役割をするところ）が圧迫され、詰まってしまいます。すると、リンパの流れが妨げられ、代謝が下がり、結果として老廃物や脂肪が溜まりやすくなるのです。

リンパの循環をよくするには、その周辺の骨格を矯正し、筋肉をやわらげてリンパ節のつまりを解消する必要があります。

リンパ節は体の各所にありますが、内臓洗浄体操を行うことで、その多くが開放されます。老廃物が排出され、胃や腸、肝臓などの内臓もきれいに浄化されて、内臓脂肪や異所性脂肪も解消します。

内臓洗浄体操のさまざまなメリット

内臓洗浄体操は、内臓脂肪や異所性脂肪を効率よく燃やしてくれるだけでなく、他にもうれしいメリットがたくさんあります。

ズボラ筋がきちんと働くことで、ずれたりゆがんだりしていた関節や骨格が矯正され、姿勢がよくなり、歩く姿も美しくなります。

血液の流れがよくなり、体の隅々まで酸素や栄養が届くので肌や髪の毛にハリやツヤが生まれて美しくなり、リンパも流れがよくなるのでむくみが解消し、体のラインがすっきりして、憧れの小顔も手に入ります。

関節や骨格の位置が正しくなれば、腰椎椎間板ヘルニアや脊柱菅狭窄症、変形性股関節症や変形性膝関節症なども改善します。

肋骨の動きがよくなり、横隔膜も動くようになるので呼吸もしっかりでき、フレッシュな酸素を取り込めるので、体が疲れにくくなります。

さらに、自律神経が整うので精神的に安定し、ストレスにも強くなります。「脳腸相関」といって、脳と腸は密接に関係しているので、自律神経が整うと腸の状態もよくなり、便秘も解消します。

内臓洗浄体操　やり方のポイント

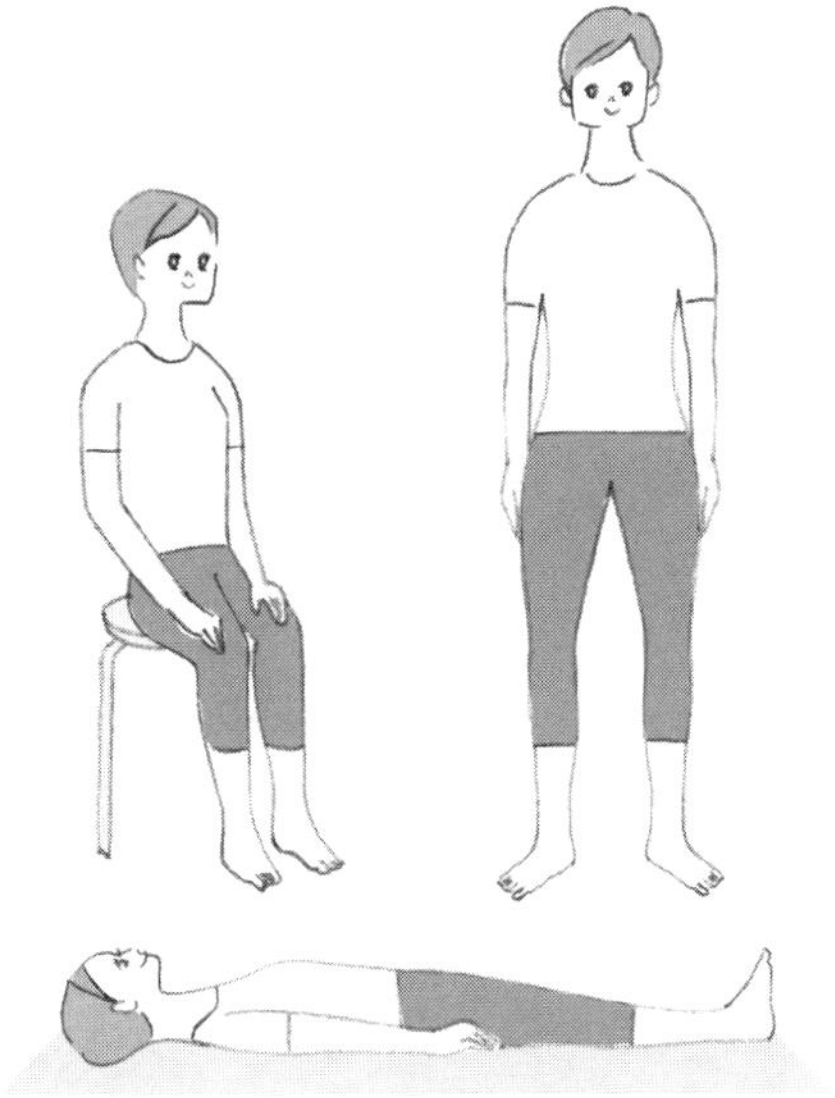

本書では、横になったままできる内臓洗浄体操に加えて、座ったり立ったりして行うものも紹介します。続けやすいと思うものを選んで実践してください。

具体的なやり方については、第2章～第3章で紹介します。

体操を行うにあたって、特に用意す

るものはありません。座って行う体操ではイスが必要ですが、食卓のイスでも、勉強や仕事用のイスでも、何でもかまいませんし、イスがなくても、何か腰掛けられるものがあればＯＫです。

立った状態、寝転がった状態で行う体操も、動き自体が大きくないので場所をとりません。ベッドの上で就寝前に行えば、そのまま深い眠りにつくことができます。

また、一般的な体操やストレッチでは、呼吸の長さや深さ、息を吸ったり吐いたりするタイミングなどが重視されますが、内臓洗浄体操は「普通の呼吸」でＯＫ。息を止めさえしなければ大丈夫です。

ただし、次の２つだけは守るように心がけてください。

①手や足の位置、曲げる角度、動かし方などを指示どおりに行う

いずれの体操も、ズボラ筋を最も効率的に刺激するために、試行錯誤の末に考案したものだからです。そのとおりにしないと効果が得られないどころか、関節や筋肉を傷めかねないので、それぞれの「やり方」をよく読み、忠実に行ってください。

② 狙うズボラ筋を意識する

「ここのズボラ筋に効いているな」と、意識するのとしないのとでは、もちろん前者のほうが効果的です。ただ、内臓洗浄体操の場合、狙うズボラ筋がたくさんあるので、筋肉の名前を覚えるだけでも大変です。それが体のどこにあるのか、いちいち確認しようとすると面倒くさくなり、体操を続けられなくなってしまいます。

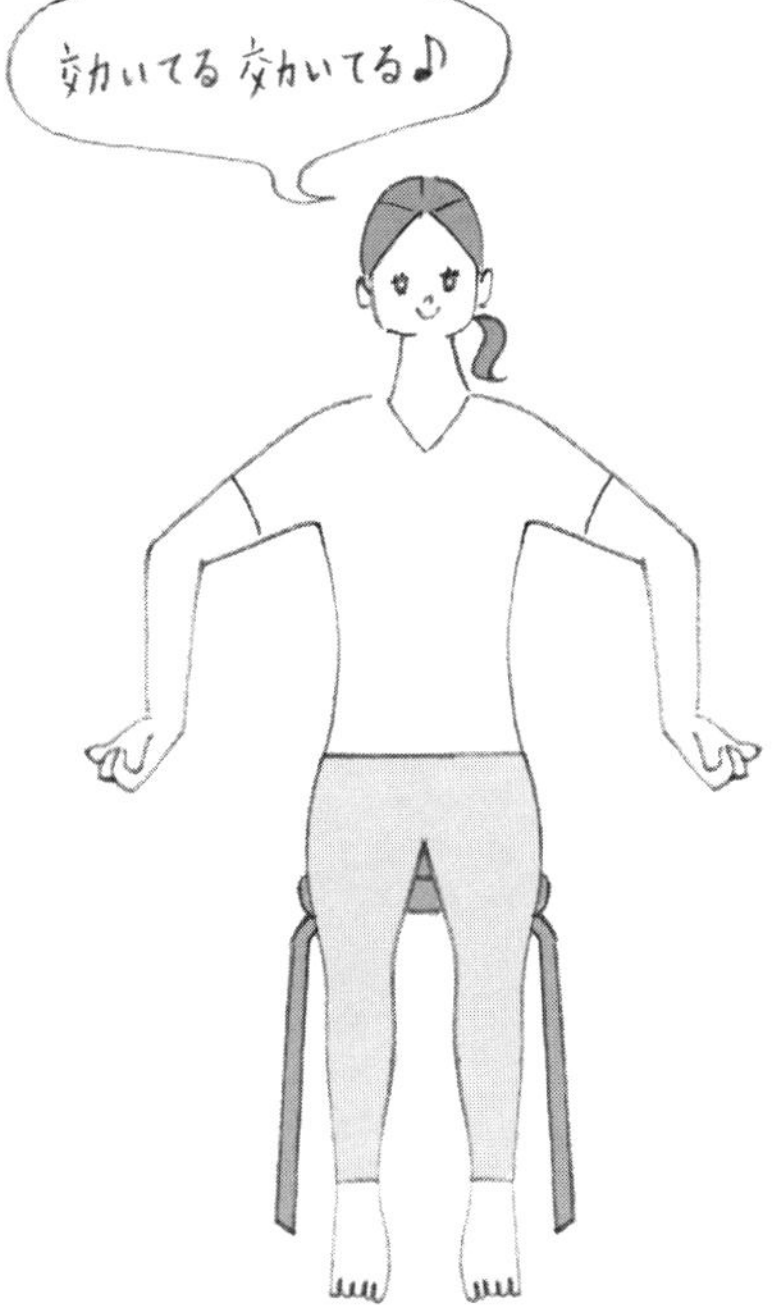

そこで、本書では「ここに力が入っていればＯＫ！」と、それぞれの体操で意識していただきたい筋肉のある場所を記しています。そこに力が入っていれば、体操が正しく行えているということになります。

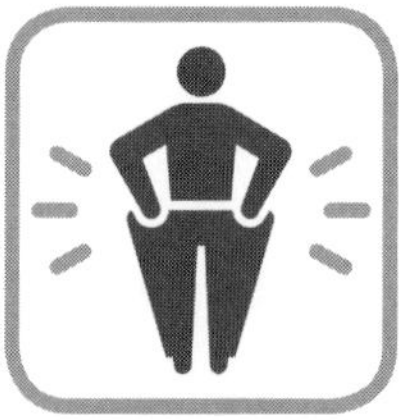

内臓洗浄体操を始める前の予備知識

いつ、どのぐらい行うのが効果的？

　ズボラ筋をサボらせないことがいちばん大切ですから、30秒……いいえ、たったの10秒でもいいので、できれば毎日行ってください。

　1日のうち、どの時間帯に行ってもOKですが、あえておすすめするなら、1日の活動を始める前、つまり朝に行うといいでしょう。体操によって固くなっていた筋肉がゆるみ、関節が動きやすくなるので1日のスタートが軽快になり、日中の活動量も増え、ますます代謝が上がって脂肪が燃えやすくなります。

また、ウォーキングやその他のスポーツを始める前に行うと疲れにくく、パフォーマンスも上がります。事実、私が指導した方たちからは「朝のウォーキング中、前を歩いている人を追い抜くことが増えた」「フルマラソンのタイムが約10分縮まった」「ゴルフのドライバーの飛距離が伸びた」という声が届いています。

第2章の「寝たままできる！　内臓洗浄体操」を眠る前に行うと自律神経が整うので、寝つきがよくなり、眠りも深くなりますが、これらを朝に行っても問題はありません。

体操中にふくらはぎや足の裏がつりそうになったら？

筋肉がつるのは、これまで働いていなかったズボラ筋が働いている証拠です。サボっていた筋肉に、ピンポイントに力が入ったことに対する反応なので、基本的には心配ありません。

ただし、無理は禁物です。大切なのは体操を毎日続けること。つったり痛みが出たりしたら続けるのが嫌になってしまいます。

ふくらはぎや足の裏がつりそうだなと感じたら、やめて、他の体操に切り替えましょう。その後、再度もとの体操を行ってみると、つりにくくなっているはずです。

足や膝、足の指、手首などの向きや曲げる角度が間違っている場合もありますので、体操を正しく行えているか確認してください。毎日体操を続けていくと、筋肉のバランスが整い、関節の動きもスムーズになり、徐々につりにくくなっていきます。

腰や膝に痛みがあるのですが……？

痛みがある状態で本書の体操を行っても、基本的には問題ありません。たとえば、「膝が痛くて歩きづらかったのに、体操をやったらスタスタ歩けるようになった」「腰の痛みがやわらいだ」というケースが多くあります。

ただし、この場合も無理は絶対にしないでください。体操をしていて痛みが増してしまう場合は他のページの体操に切り替えるなど、無理のない範囲で行いましょう。

なお、関節が熱をもって腫れている、少しでも動かすと激痛が走る、骨折をしている、という人は体操を控えてください。また、股関節に人工関節を入れている方は、寝転がって行う体操は股関節に違和感を覚えるかもしれません。その場合は、立ったまま、あるいはイスに座って行う体操をおすすめします。

体操のプログラムはすべて行わないとダメ？

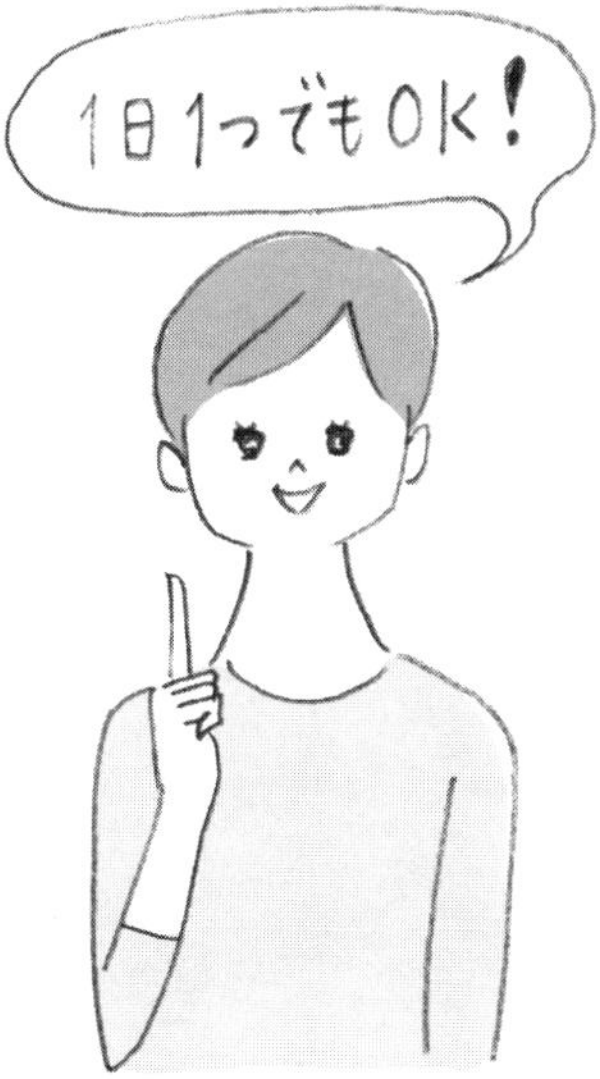

ズボラ筋は、それぞれ密接に連携して動いています。特に本書でご紹介する体操は、12の主なズボラ筋すべてを動かせるものなので、一連のプログラムを通して行ったほうが、より高い効果が得られます。

慣れてくると、仮に第2章のすべて

の体操を通して行っても10～15分で終わりますが、忙しくてまとまった時間がとれない、あるいは、これまで運動の習慣がなかったために一度に行うのはキツイ……という場合は、とりあえずどれか1つを行うのでも構いません。その場合、できれば合間をみて、次に時間があいたときには別の体操を行う、というように、体操を替えながら行うことがおすすめです。

人はラクな道を選んでしまいがち。体操も、やりやすいものばかりをやってしまいがちですが、1つの体操だけ集中的に毎日続けて行うと、ほかのズボラ筋はサボったままになります。1日に1つ体操を行う場合は、毎日、体操を替えて行いましょう。

何日続ければ効果が出る？

内臓脂肪や異所性脂肪は、今日体操をやったから明日には消えてなくなる、というものではありません。少なくとも3週間は続けてください。

むくみや便秘、頻尿などの症状は、早ければ1～2週間で効果を感じ始めます。

本書でご紹介する体操を行うと、単にやせるだけでなく、骨格や関節が矯正されるので、腰痛や膝痛、肩や首のこりが解消して体全体の健康につながり、自律神経のバランスも整うためメンタル面にもよい影響を与えるなど、多くのメリットがあります。めでたくぽっこりお腹が解消しても、ぜひ、そのまま続けていってください。

３週間続けても全然効果が感じられない、逆に強い痛みを感じるという場合は、病気が潜んでいる可能性も。たとえば腰痛は尿路結石からきていたり、心臓に問題があると肩に痛みが出ることもあります。それぞれの専門病院を受診してください。

内臓洗浄体操の他に、やせる秘訣は？

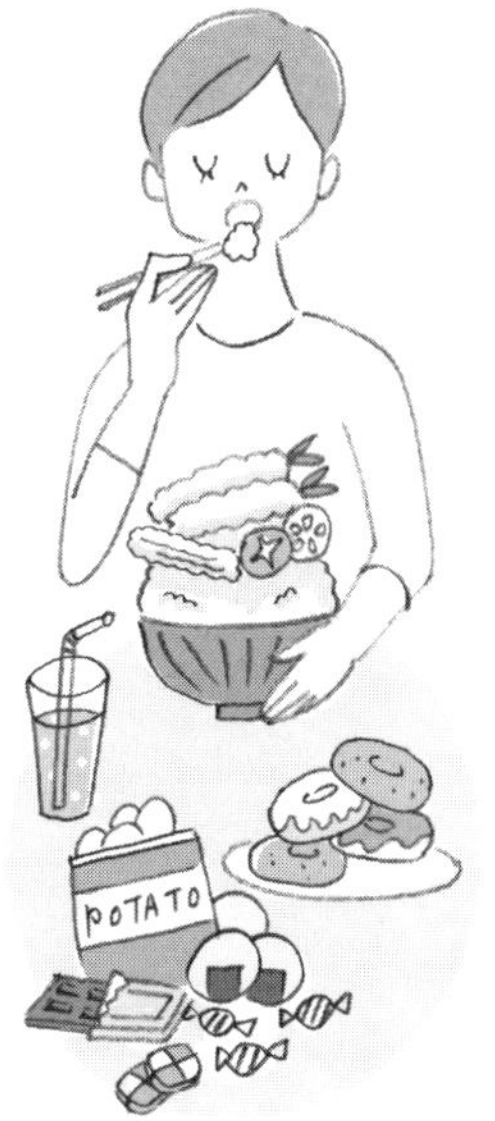

気をつけていただきたいことがあります。それは「食べすぎ注意！」（あたりまえ？・）。内臓洗浄体操は、どれも地味な動きで、時間としても短いも

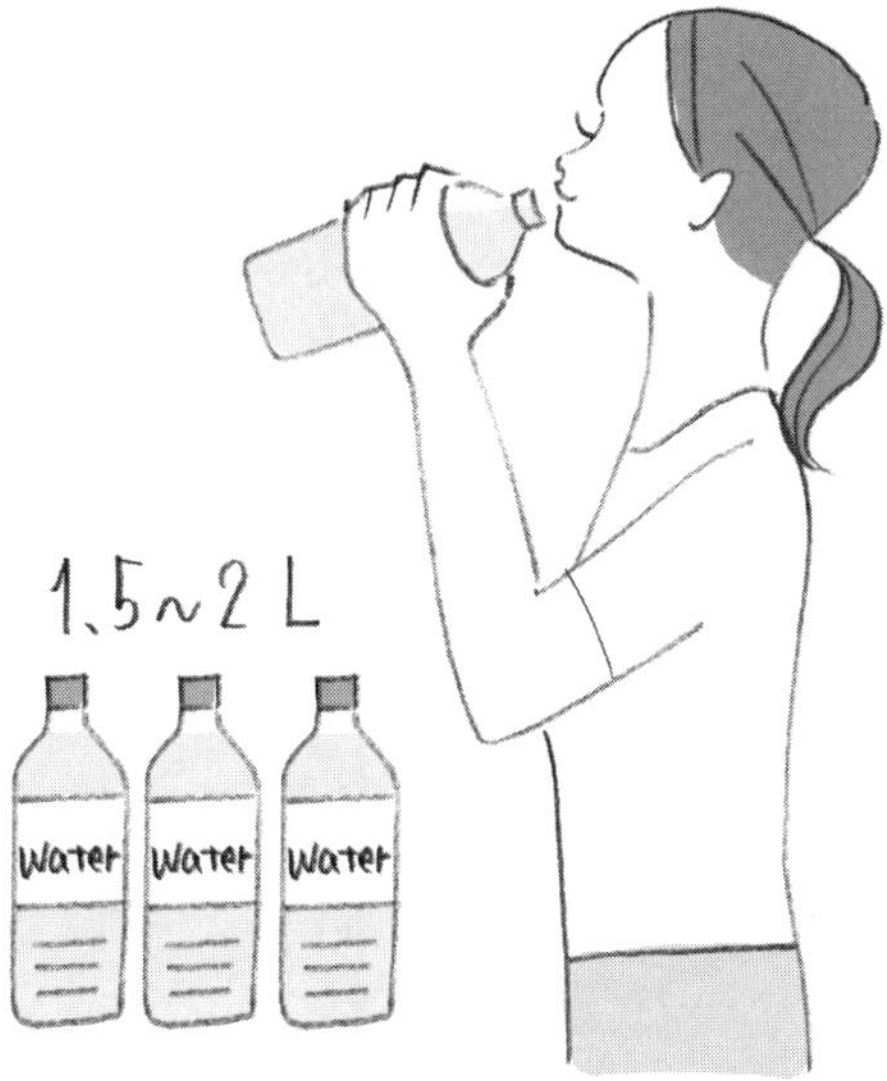

のですが、これまでさぼっていたズボラ筋を働かせてエネルギーを使うので、案外お腹がすくのです。そこでお腹いっぱい食べたら、どうなるかは火を見るよりあきらか。無理なダイエットは必要ありませんが、これまで食べていた量を超えないようにしてください。

　食べていけないものは特にありませんが、筋肉を使うので、タンパク質は多めに、糖質はほとんどの人がとりすぎの傾向があるので、控えめにしてください。そして、食べるときはよく噛むこと。消化を促し、また食べすぎ防止にもつながります。

　やったほうがいいこととしては、血液やリンパの循環を促すためにも、水分をきちんととること。1日1・5～2リットルぐらいが目安です。

第2章

寝たままできる！
内臓洗浄体操

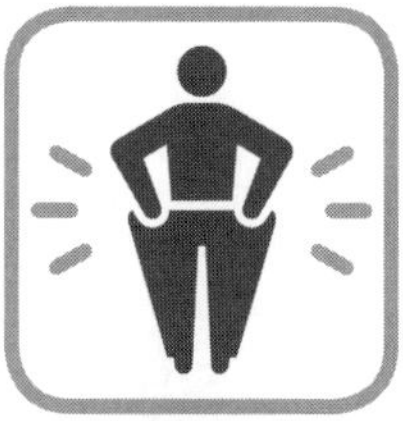

内臓洗浄体操①

猫招き体操

手首をグーッとゆっくり動かし、手首と肘のズボラ筋（撓側手根屈筋と尺側手根屈筋）を狙い撃ちにする体操です。眠る前に行うことで、睡眠中に血液が浄化され、内臓脂肪や異所性脂肪も解消します。

やり方

①仰向けに寝て、両方の肘をまっすぐに伸ばす。左右の手の甲を合わせ、指は軽く曲げておく。招き猫のように手首を30秒間動かす。

②①と同様に仰向けに寝て、両方の肘をまっすぐに伸ばす。左右の手の甲を上に向け、招き猫のように手首を30秒間動かす。

①

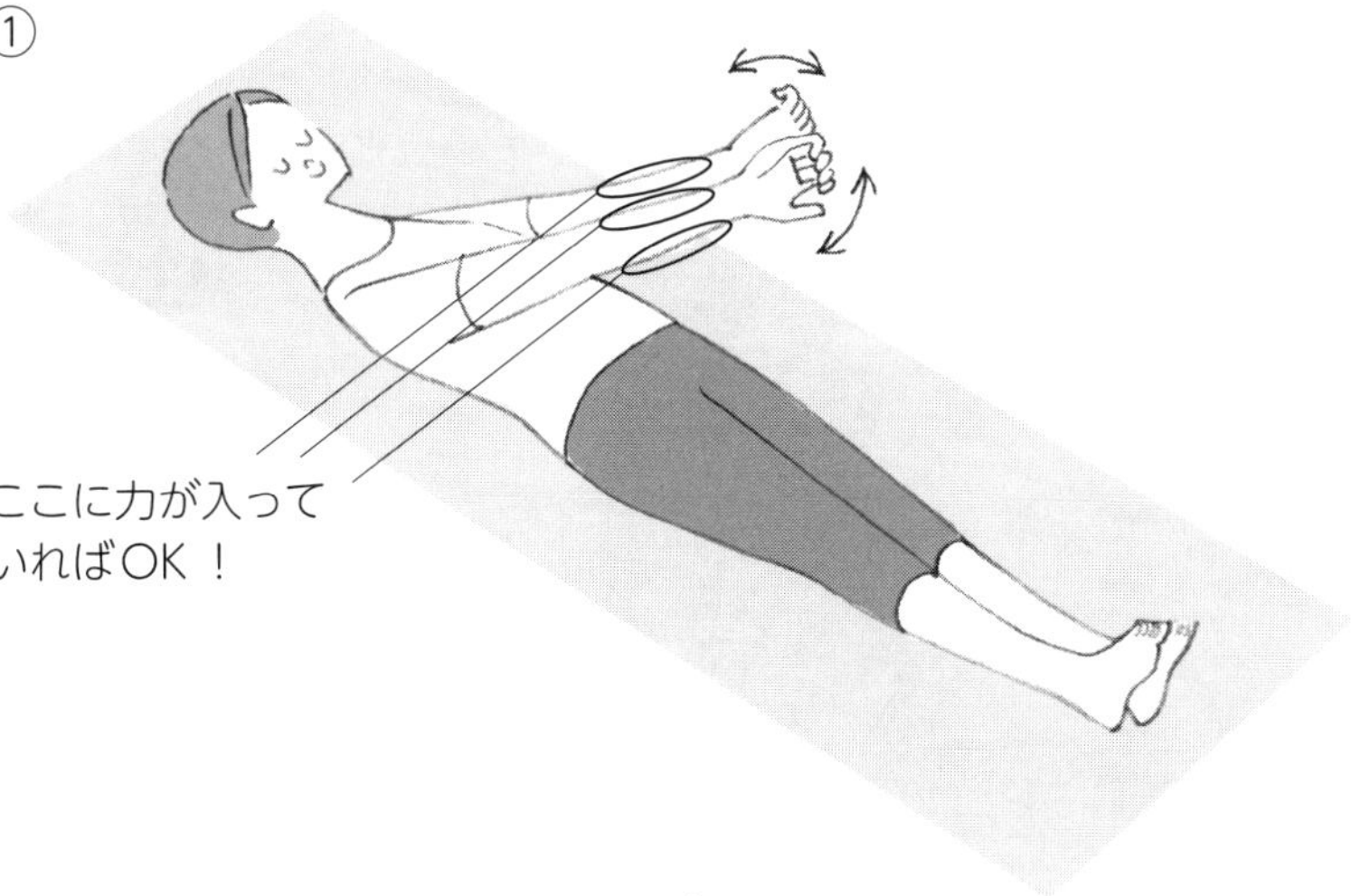
ここに力が入って
いればOK！

②

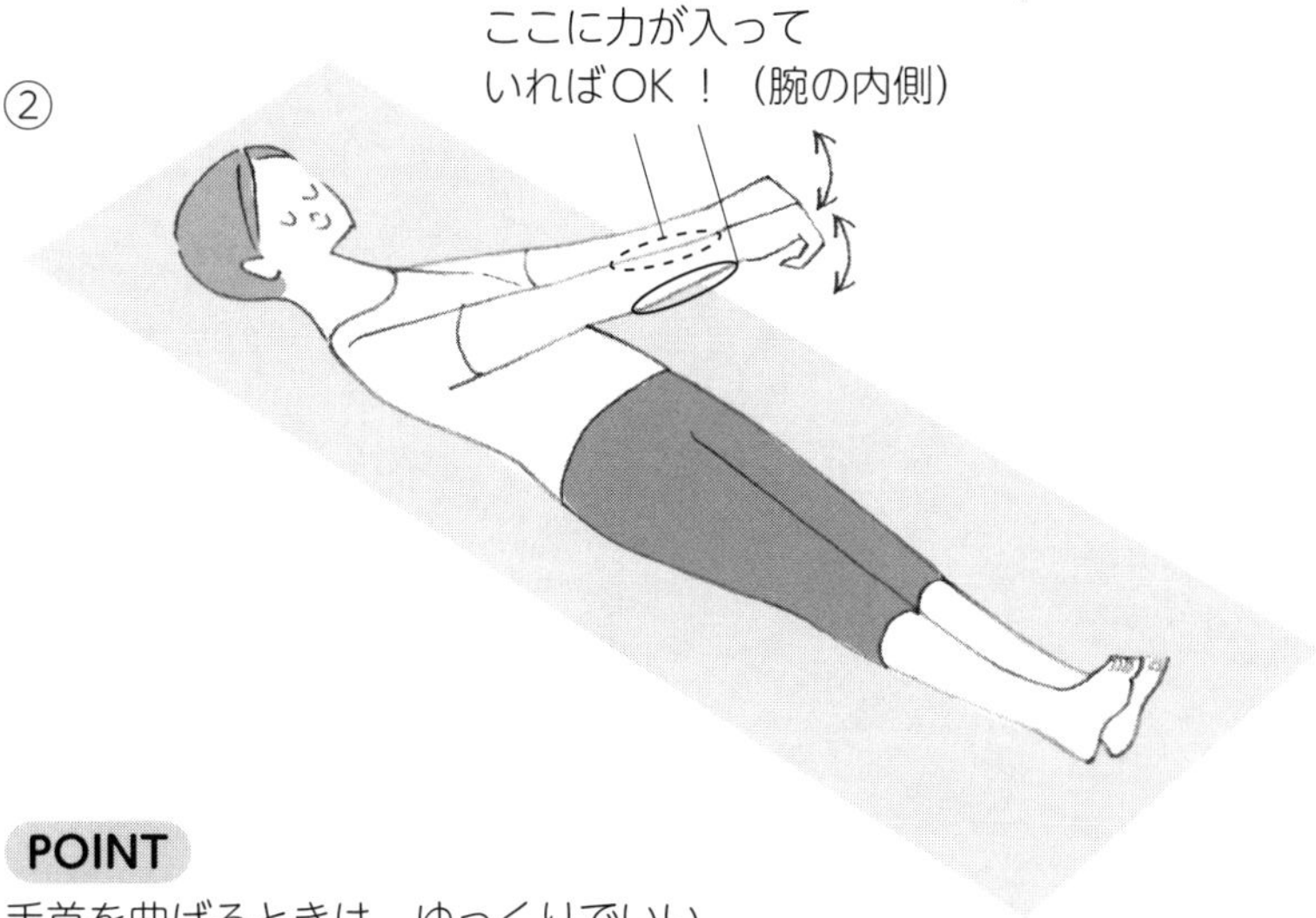
ここに力が入って
いればOK！（腕の内側）

POINT

手首を曲げるときは、ゆっくりでいいので、グーッと力を入れる

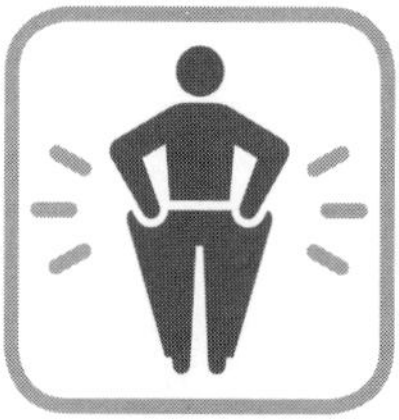

内臓洗浄体操②
背中スッキリ体操

腕を伸ばす動きと肘で床を押す動きで、肩甲骨の裏から肋骨までのズボラ筋（前鋸筋）と肩甲骨の内側から背骨までのズボラ筋（菱形筋）を狙い撃ちします。背骨が整い、巻き肩や猫背が解消、自律神経のバランスも整います。

やり方

①仰向けに寝た状態で、腕をまっすぐに伸ばし、軽く手を握る。手の甲同士が向き合うようにし、斜め前に手をグーッと伸ばす。
②手のひらを自分の方向に向けながら、ゆっくり肘を曲げる。
③肘で床をグーッと1～2秒間ほど押す。①～③を30秒間くり返す。

①

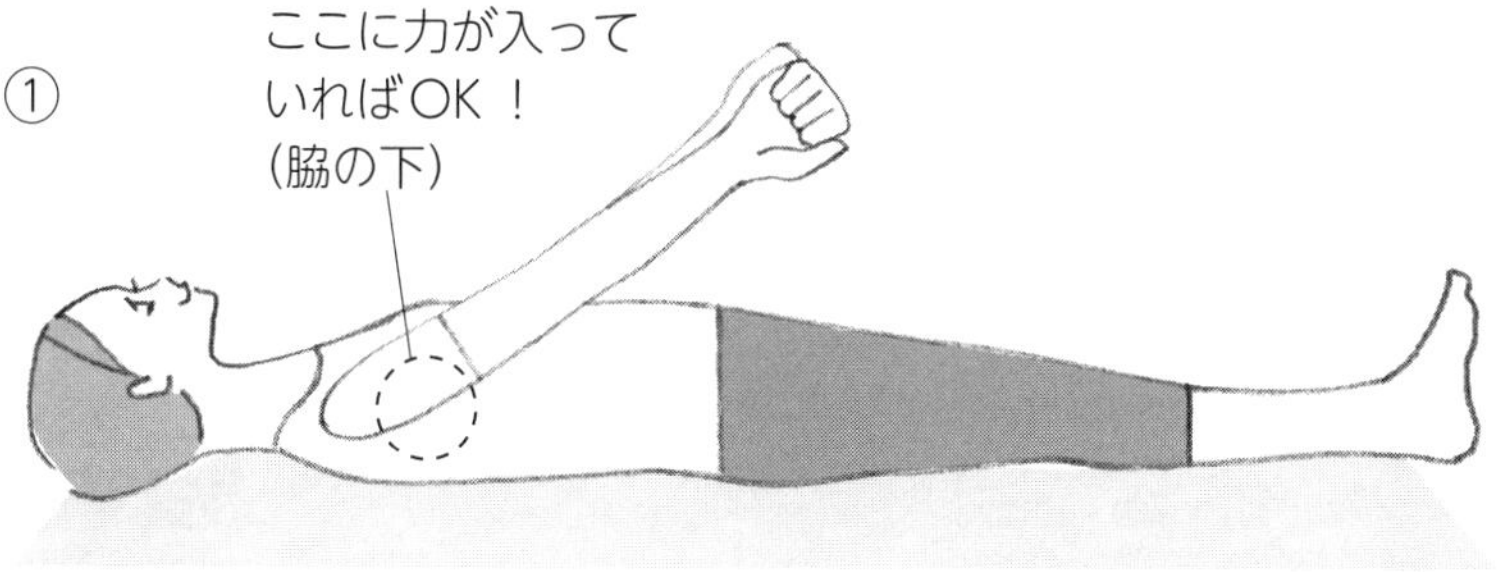
ここに力が入って
いればOK！
(脇の下)

②

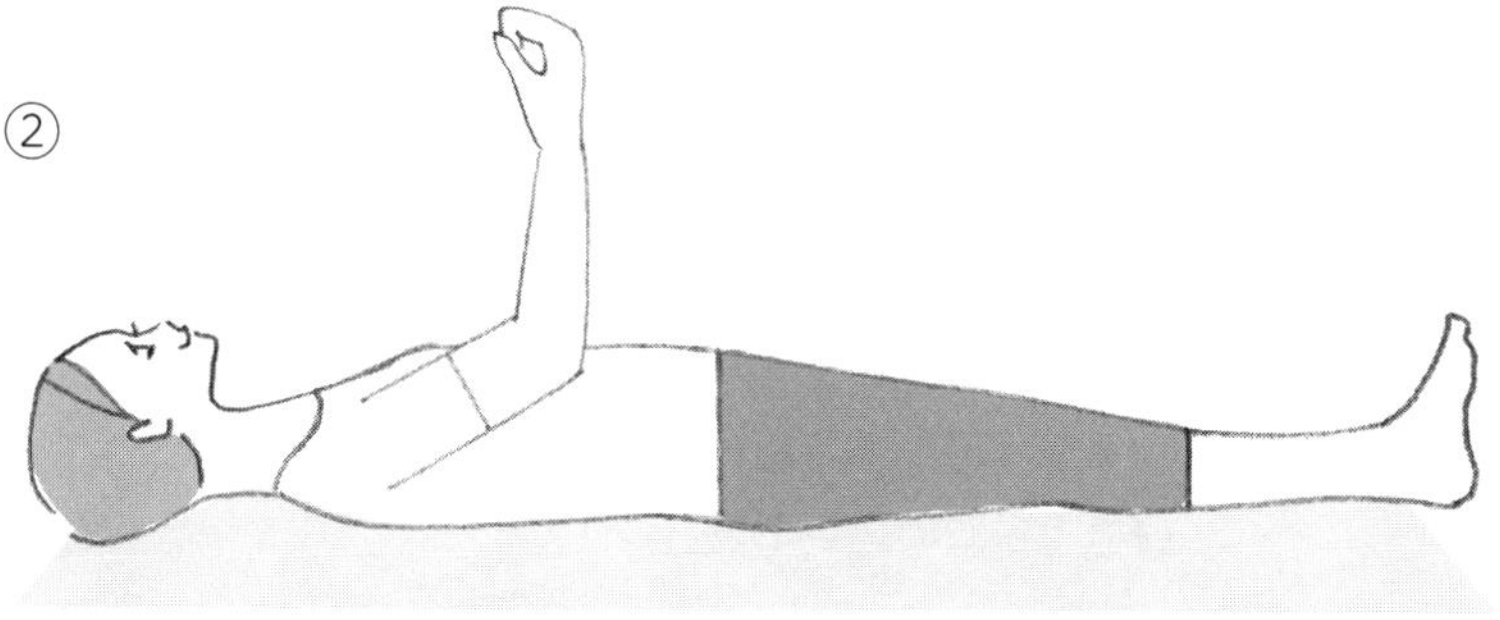

③

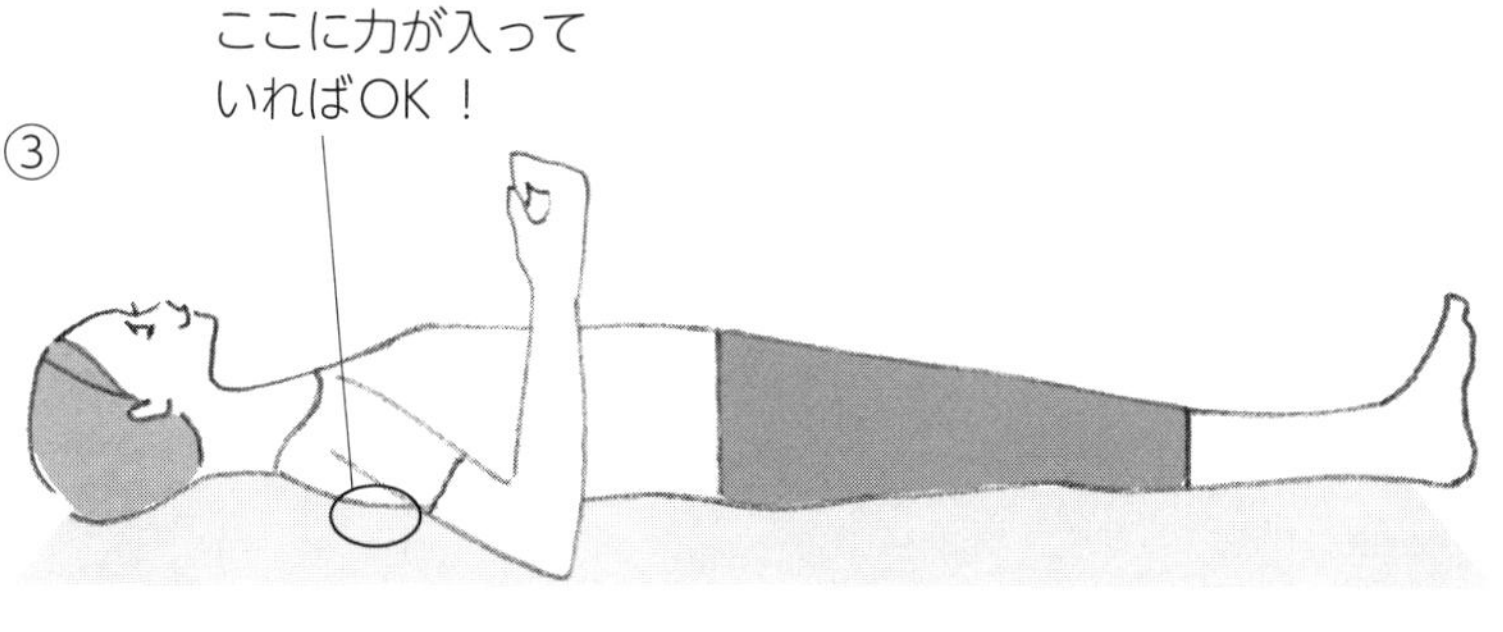
ここに力が入って
いればOK！

POINT

肘で床を押すとき、首に力を入れない。肩甲骨を動かすイメージで

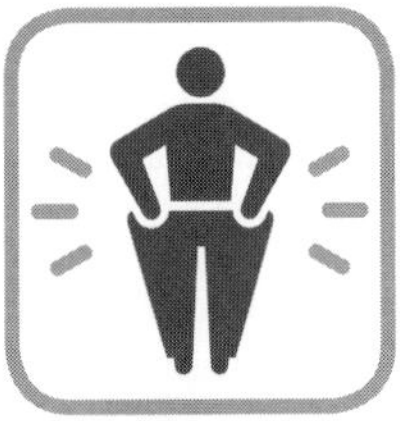

内臓洗浄体操③
脇腹の屈伸体操

肩甲骨と骨盤を同時に動かし、脇腹を刺激する体操です。腰や股関節、体幹を安定させるために重要なのにサボってしまっていることが多いズボラ筋（腹横筋）を狙い撃ち。代謝が上がり、骨盤まわりのゆがみも改善されて、眠りが深くなります。

やり方

①仰向けに寝た状態で、手のひらを天井に向け、肘を伸ばす。

②左右どちらかの肩を下げ、同時に同じ側の骨盤を上げる。1秒間ほどキープしたら元の姿勢に戻して休憩し、再び「肩を上げながら骨盤を上げる」動きを30秒間くり返す。終わったら、反対側の肩と骨盤でも同様に30秒間くり返す。

②　①

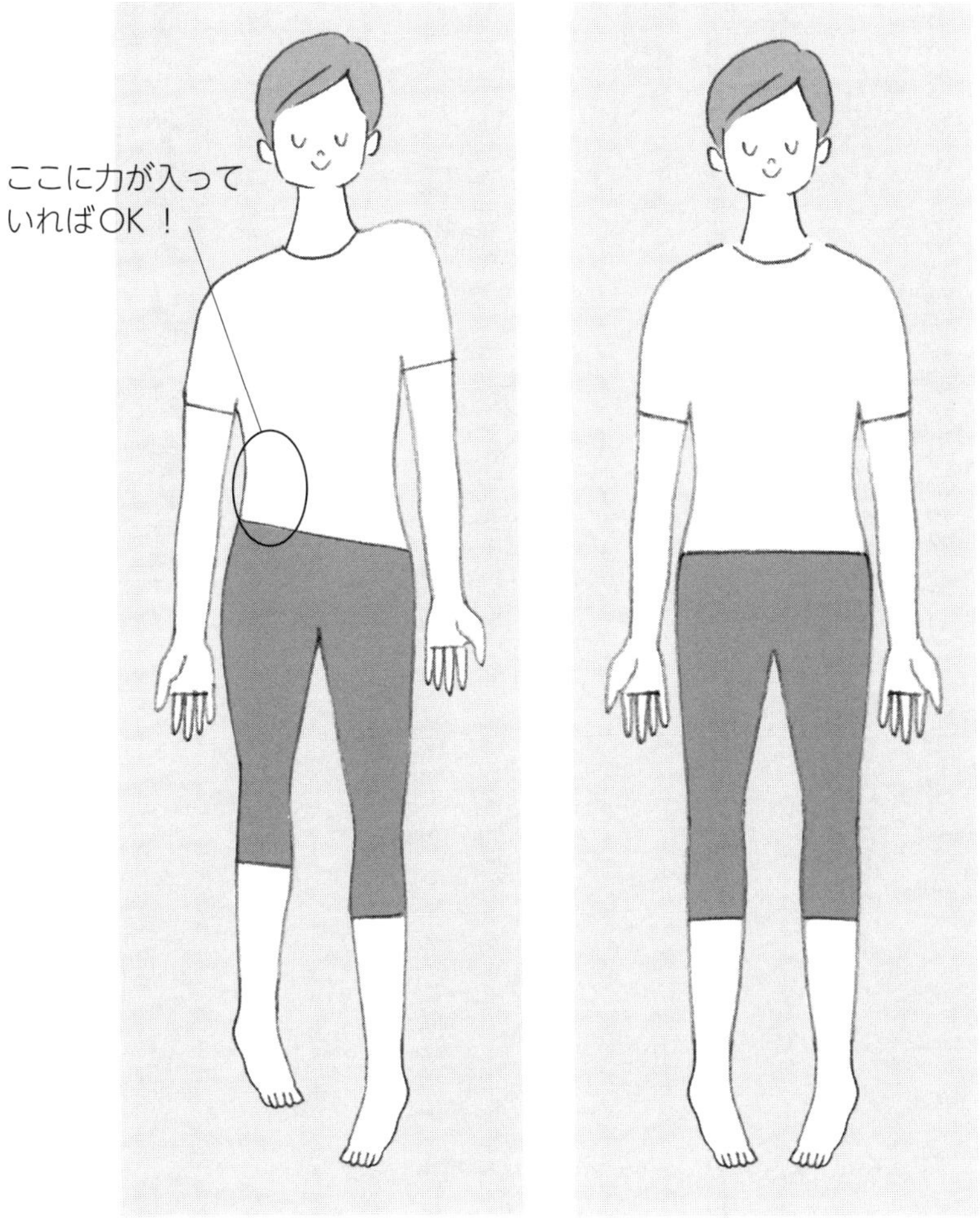

POINT

手ではなく肩甲骨を意識して下げる
足はできるだけ内股に

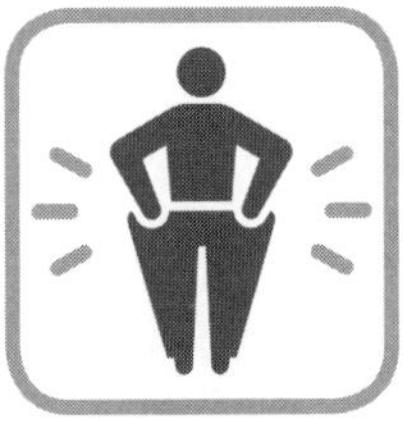

内臓洗浄体操④
ブリッジ体操

骨盤から股関節、太ももの内側にあるズボラ筋（内転筋）を刺激し、股関節をゆるめて鼠径《そけい》部のリンパを流します。坐骨神経痛や変形性股関節症にも効果があります。

やり方

①仰向けに寝て両膝を立てる。両膝の間は握りこぶし1つ分ほどあけておく。足先は内側に向ける。手のひらは顔に向け、肘は床につける。

②肘で体重を支えて腰を浮かせる。この状態を10秒間キープしたら、ゆっくりと腰を落として①の状態に戻る。これを3セット行う。

①

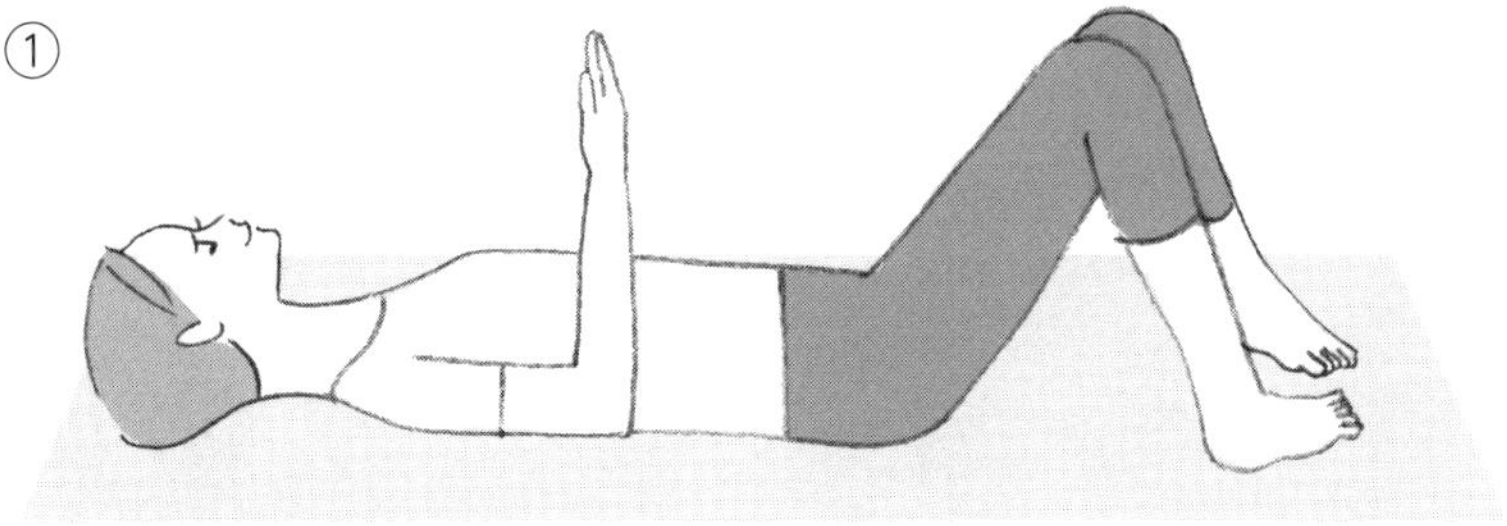

②

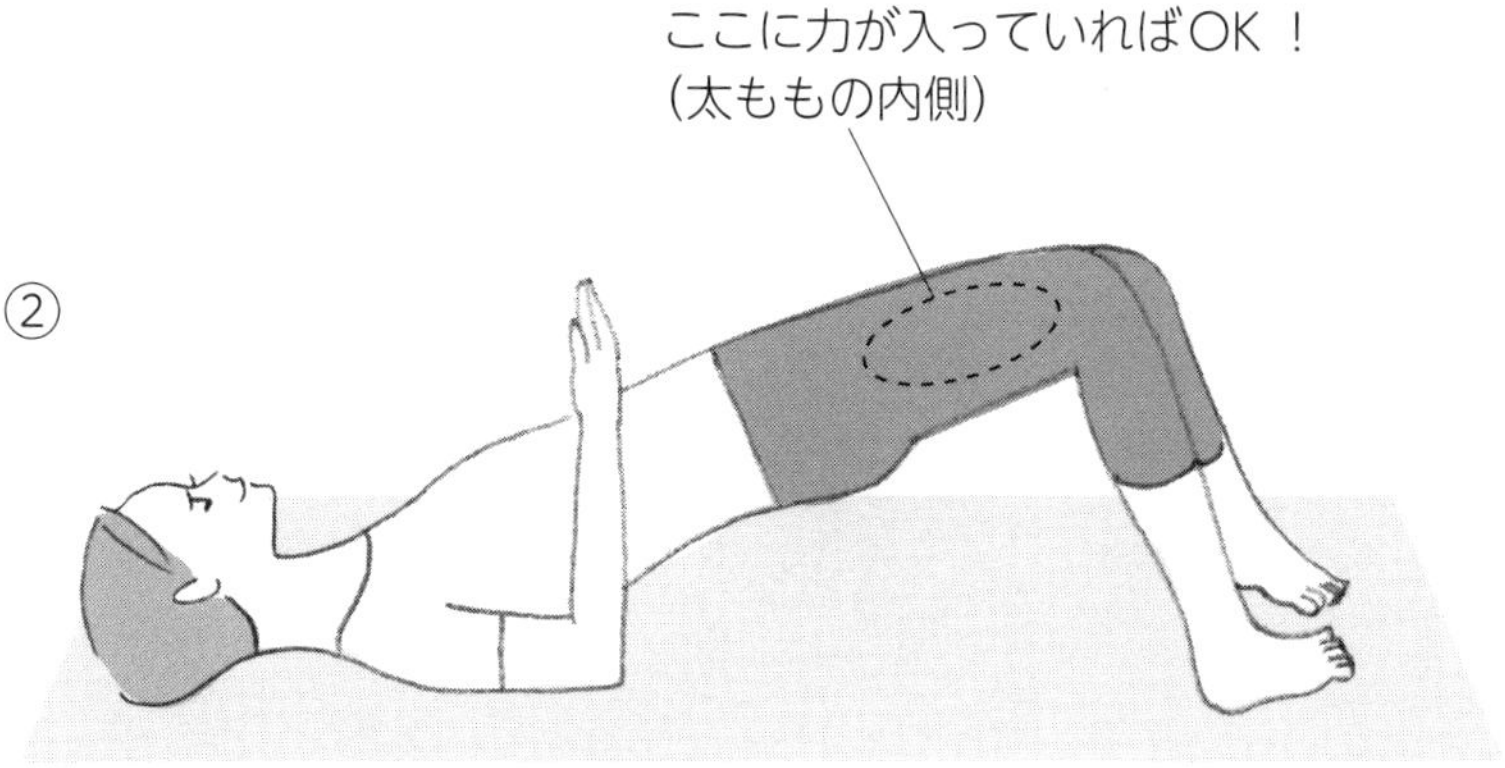

POINT

足の親指とかかとは、できる限り浮かせない
足がつる人は、お尻を「上げる」「下げる」を10秒間くり返すだけでもOK
キツいと感じる場合は両膝を90度以上に開くとよい

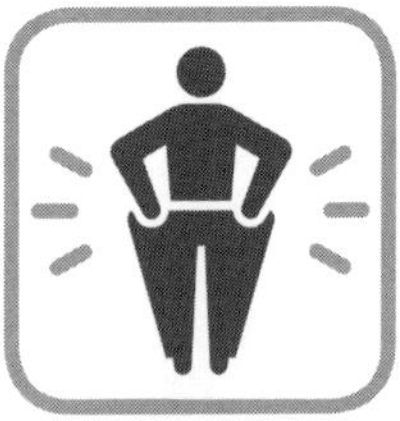

内臓洗浄体操⑤
足すり体操

ズボラになってしまっている腸腰筋と内側ハムストリングスを狙い撃ちする体操です。鼠径部リンパと腹部リンパを流すことによって内臓を洗浄します。また、この体操を継続的に行うことで、ふくらはぎのポンプ機能が回復していきますので、むくみや頻尿を改善する効果も期待できます。

やり方

①仰向けに寝た状態で、左右の足の裏を合わせ、かかとを床につけたまま、片方の足だけをゆっくり伸ばす。足先は天井に向けて行う。
②伸ばした足を曲げながら、曲げていた足を伸ばす。これを30秒間くり返す。

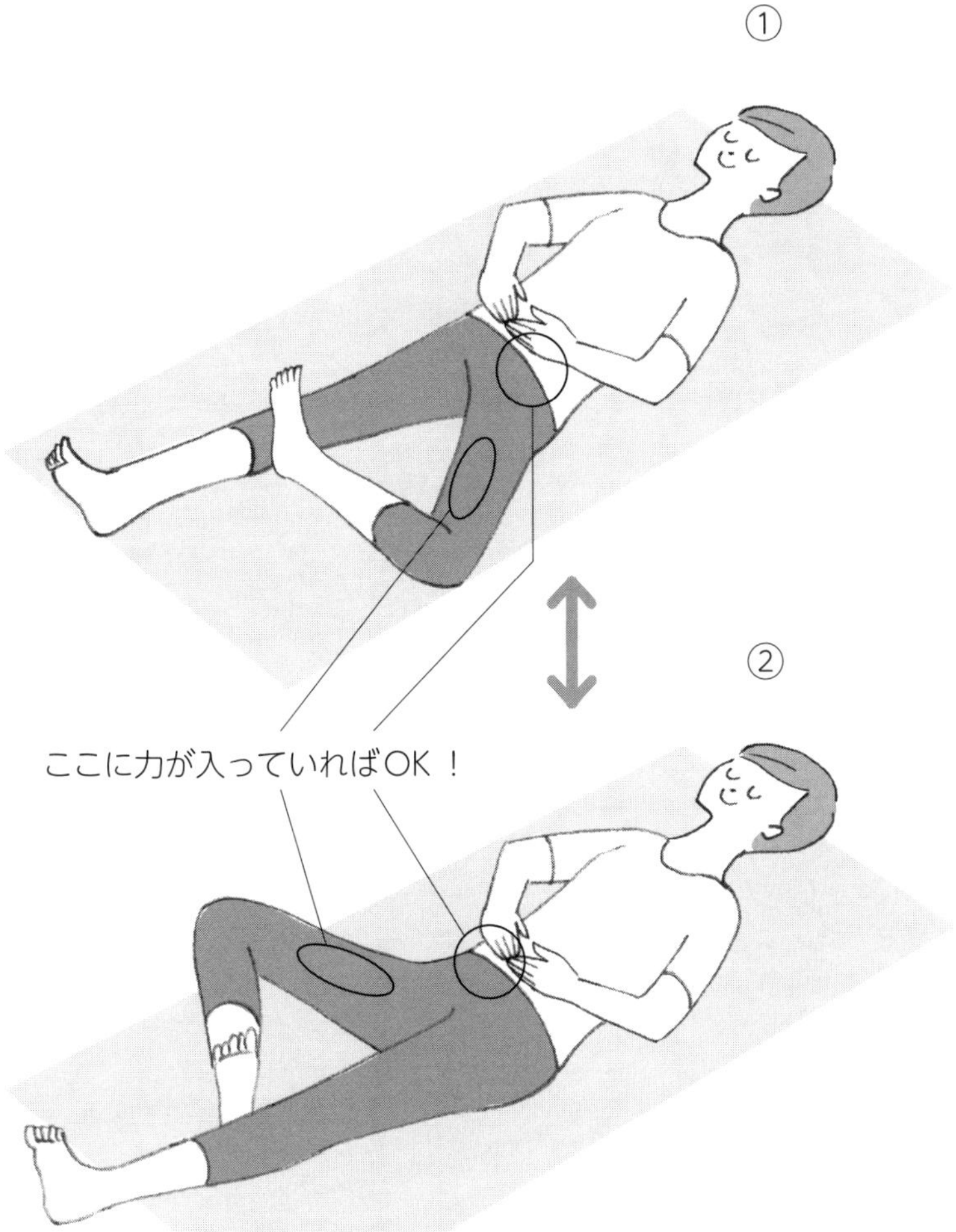

POINT
かかとが床から浮かない
ように注意

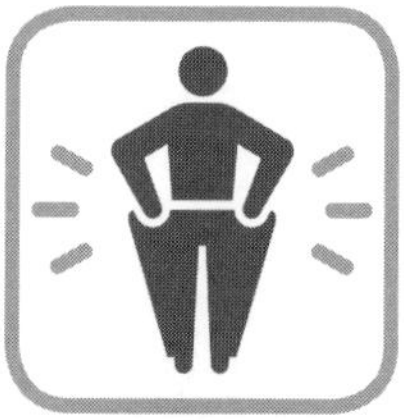

内臓洗浄体操⑥
寝たまま浮遊

腹筋の中でもいちばん深い場所にあるズボラ筋（腹横筋）を鍛える体操です。ぽっこりお腹に直接アプローチするので内臓脂肪が解消し、股関節の痛みも解消します。

やり方

① 横向きに寝て、肘を曲げて床につき、頭を手で支えたら、股関節と膝を曲げる。上になっているほうの手のひらは上に向け、胸を張る。

② 両足の先を浮かせながら、同時に頭も浮かせる。１秒間ほど浮かせたら、足と頭をゆっくり下ろす。上げ下げを30秒間行ったら、反対側の体勢になって、同様に上げ下げを30秒間行う。

①

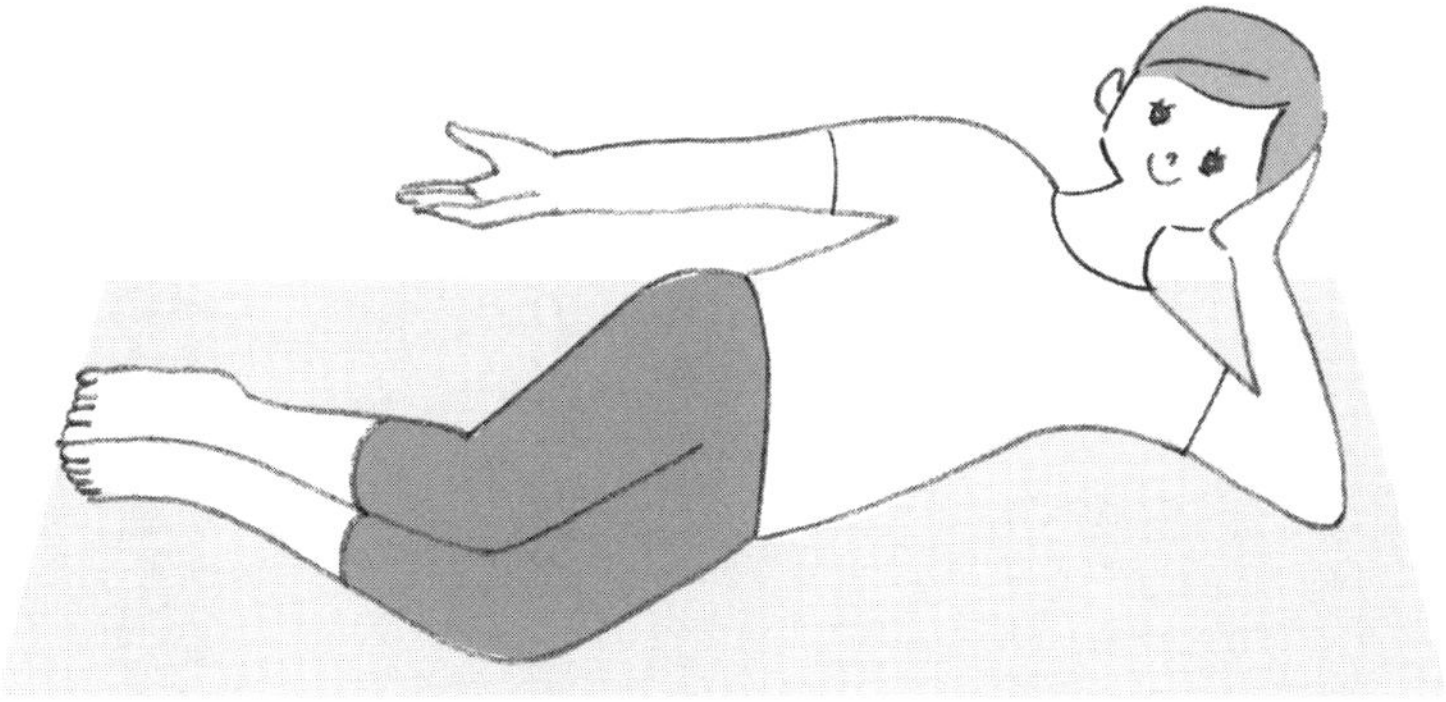

②

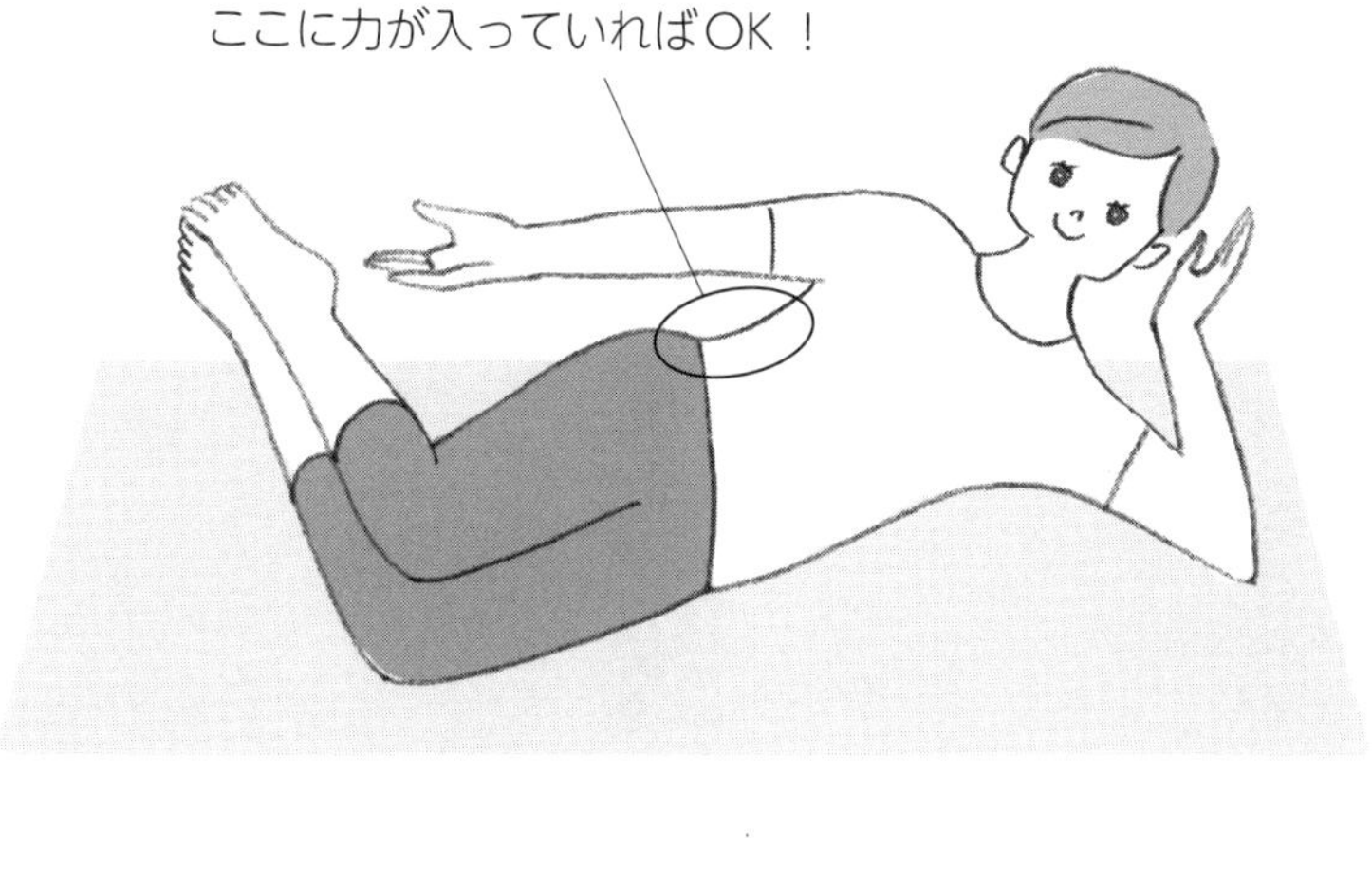

POINT

頭を浮かせるのがつらかったら、手で支えたままでもOK
足を上げるときはゆっくり、上がるところまで

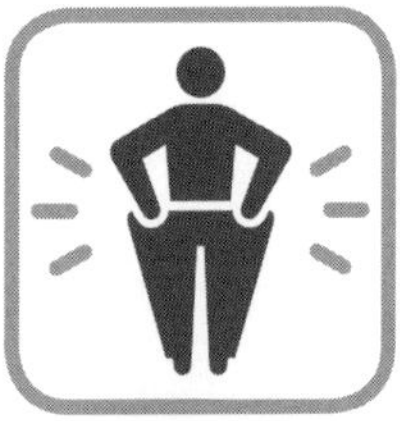

内臓洗浄体操⑦
寝返り体操

背骨から太ももの内側までつながるズボラ筋（内転筋）を狙い撃ち。お腹まわりの脂肪が燃焼、骨盤や股関節が安定し、リンパも流れて内臓洗浄が促されます。

やり方

①仰向けに寝て、片方の足を90度曲げる。手のひらは顔のほうに向けて肘をつく。
②曲げた足をゆっくり、いっぱいまで上げていく。
③上げた足をゆっくりと下ろす。
④下ろした足で床を力いっぱい踏みつけ、寝返りをうつようにお尻を持ち上げる。ここまでを30秒間くり返す。反対の足も同様に、30秒間行う。

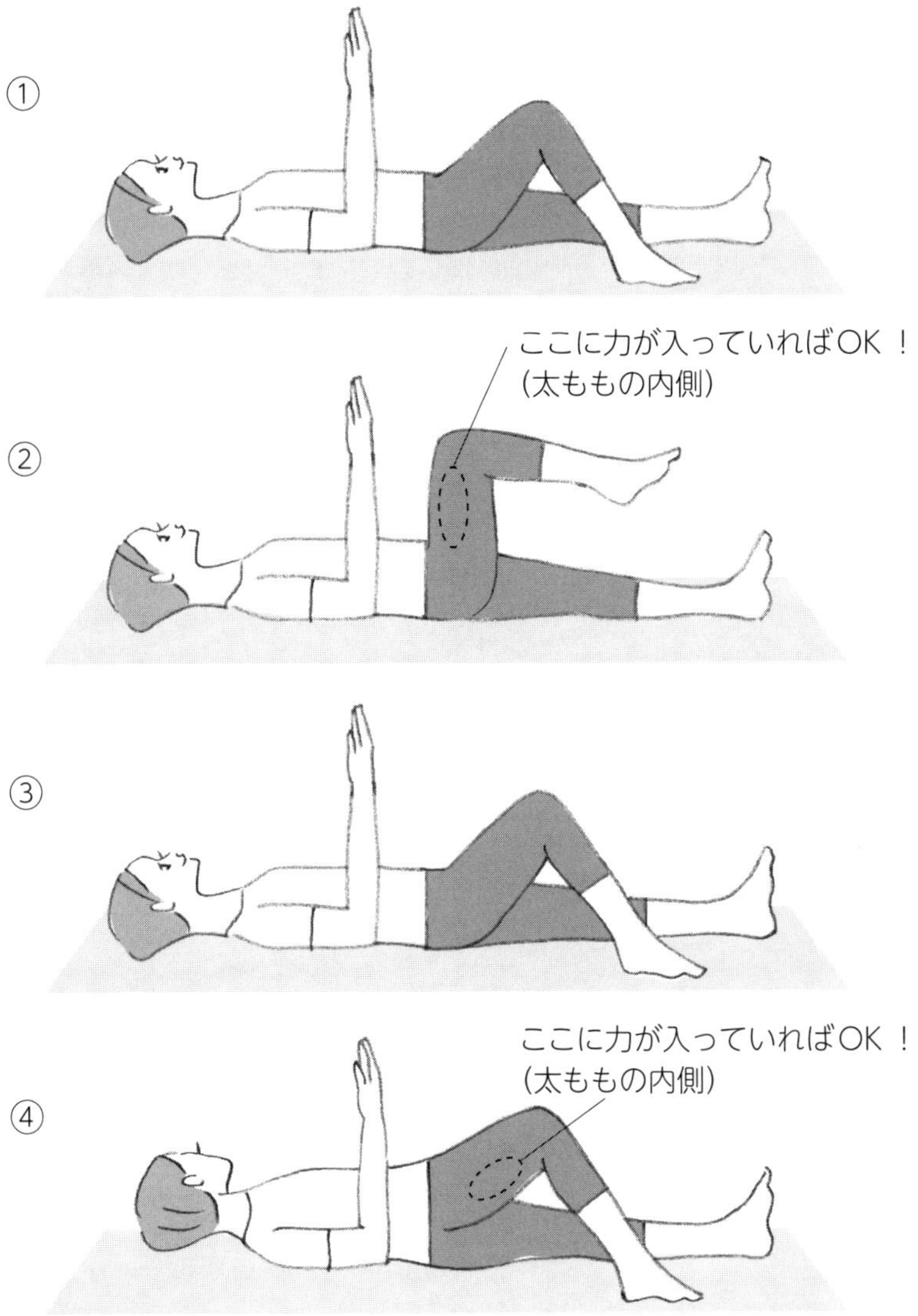
①
ここに力が入っていればOK！
(太ももの内側)
②
③
ここに力が入っていればOK！
(太ももの内側)
④

POINT

足でしっかり床を踏んで、お尻を上げる
曲げたほうの足先は、できるだけ内側に向ける

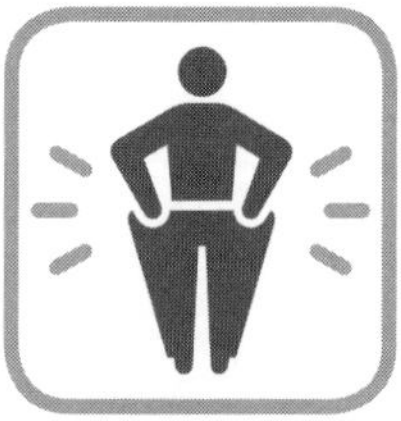

内臓洗浄体操⑧
足裏プッシュ

左右の足の裏で押し合うことで、骨盤、股関節、太ももの内側までつながっているズボラ筋（腸腰筋）を狙い撃ちする体操。股関節を矯正してリンパを流し、動脈硬化を予防して中性脂肪を適正にし、内臓脂肪や異所性脂肪を減らします。

やり方

①仰向けに寝て、両方の足を曲げ、股関節を軽く開く。かかとを床から浮かさないように注意しながら、左右の足の裏を合わせる。

②足先をできるだけ天井に向け、かかとを床につけた状態をキープしたまま、両足の裏を押し合う。「4秒押す」「1秒休む」を6回くり返す。

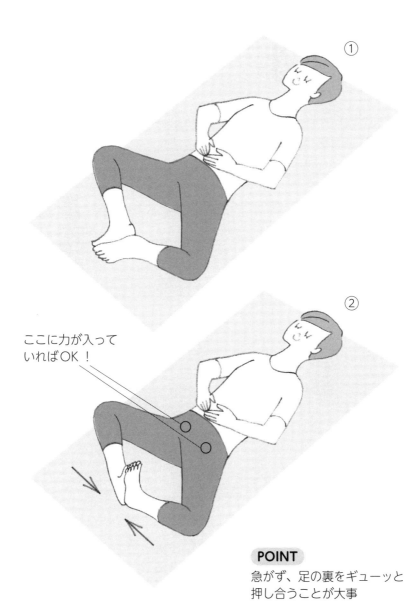

①

②

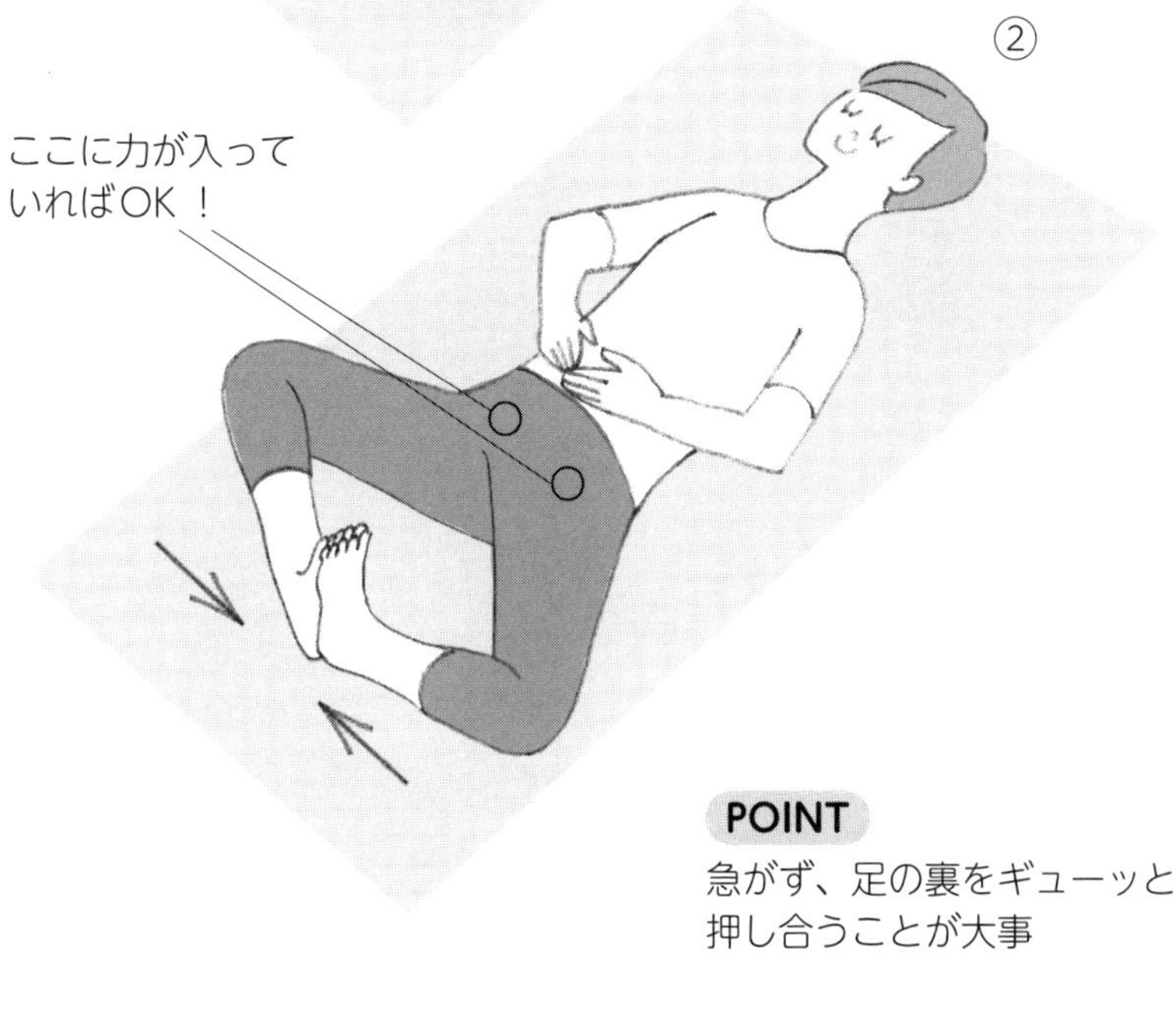

POINT

急がず、足の裏をギューッと
押し合うことが大事

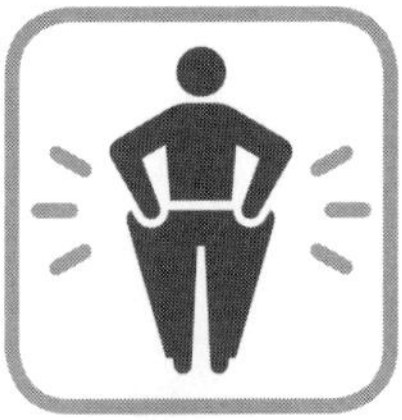

内臓洗浄体操⑨

寝たまま膝屈伸

骨盤から股関節、膝の内側までつながるズボラ筋（内側ハムストリングス）を狙い撃ちします。太ももがスラリとやせていくと同時に、血液やリンパの流れを改善して悪玉コレステロールも減っていきます。

やり方

①仰向けに寝て、両方の膝を曲げる。足先は内側に向ける。膝の間は握りこぶし1個分ぐらいあけておく。

②「内股」の状態をキープしたまま、足の裏を床から浮かさないようにして、足を「伸ばす」「曲げる」をゆっくり30秒間くり返す。

①

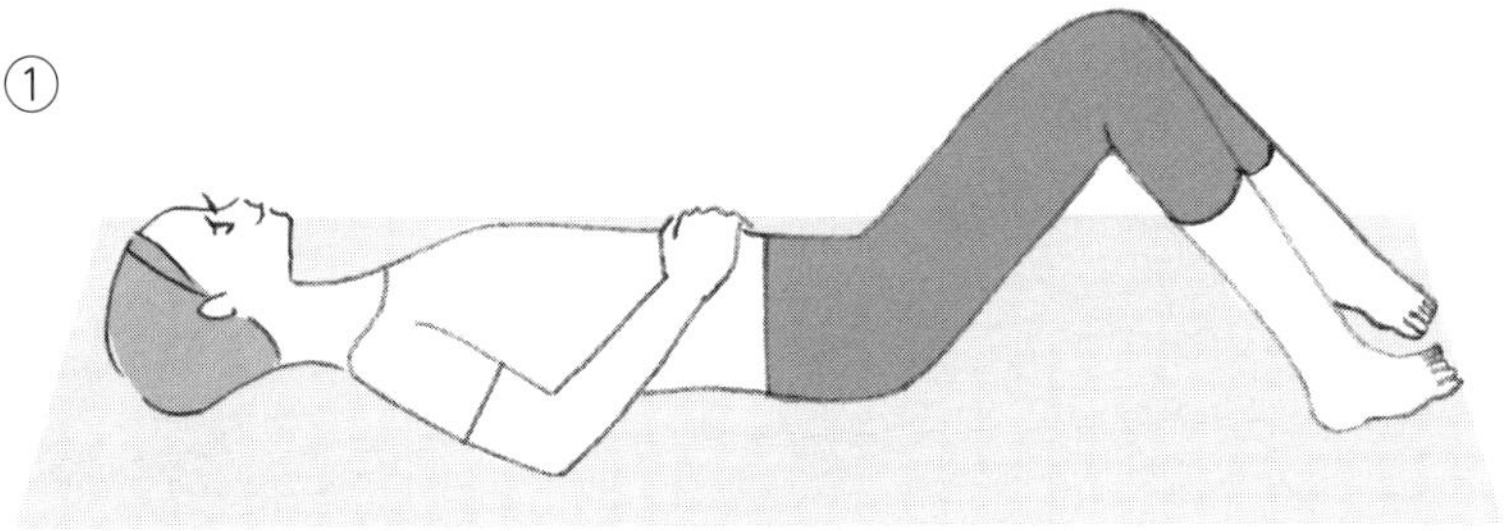

②

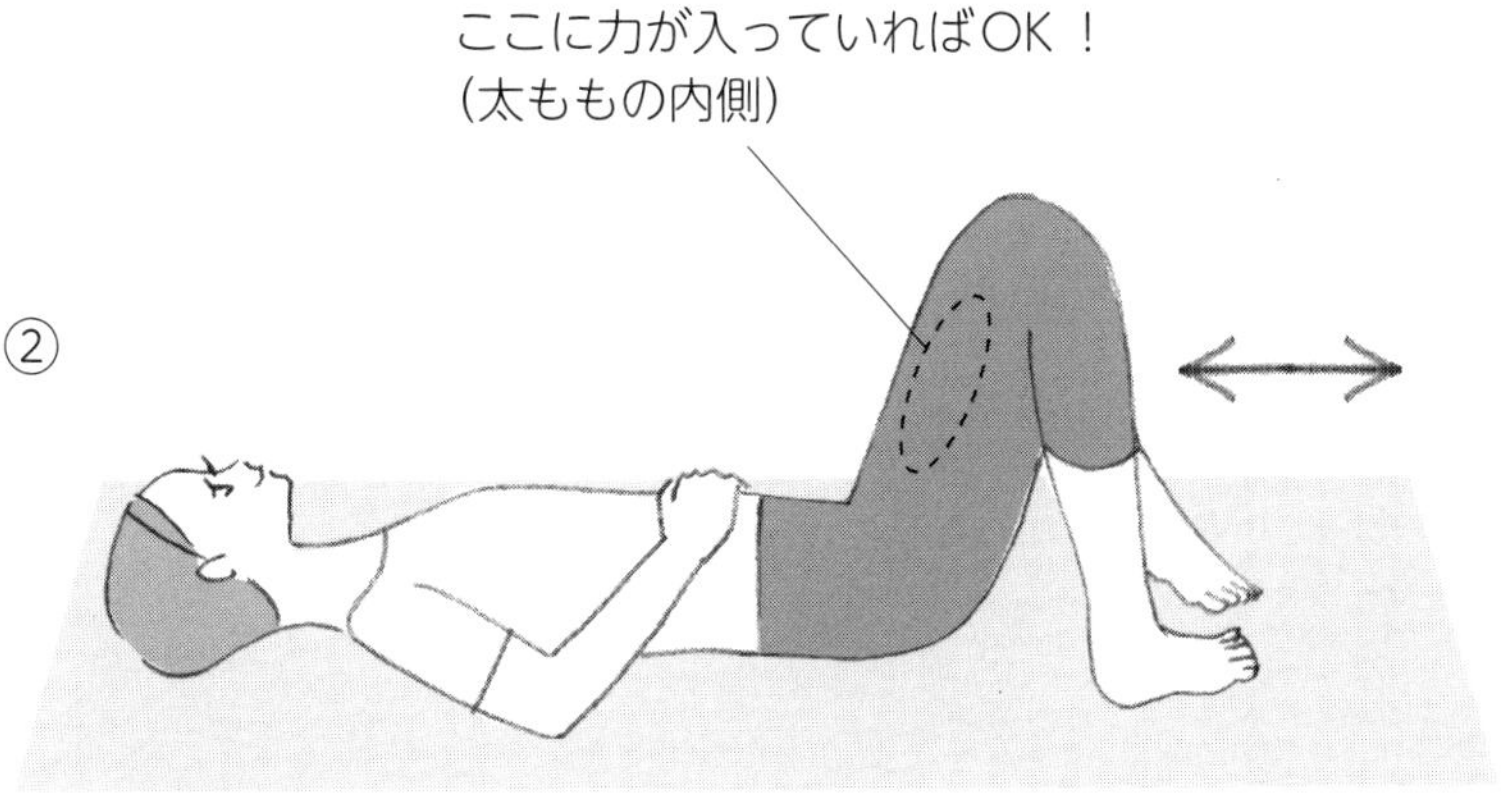

POINT

足を「伸ばす」ほうを意識。グーッと伸ばして！

内臓洗浄体操⑩
片足持ち上げ体操

少しきつい体操ですが、腰椎、股関節、膝関節、そして膝のズボラ筋（腹横筋、内転筋）に効果てきめんです。効率よく脂肪を燃焼させ、内臓脂肪・異所性脂肪を解消していきます。血液中の悪玉コレステロールも激減します。

やり方

横向きに寝て、下になった足をまっすぐ伸ばし、上の足は膝を曲げ、足の裏を床につけて踏ん張って、下の足を浮かせる。これを10秒間キープしたら、数秒間休憩。これを3セット行う。そのまま反対側を向き、上下の足を逆にして、同様に10秒間キープを3セット行う。

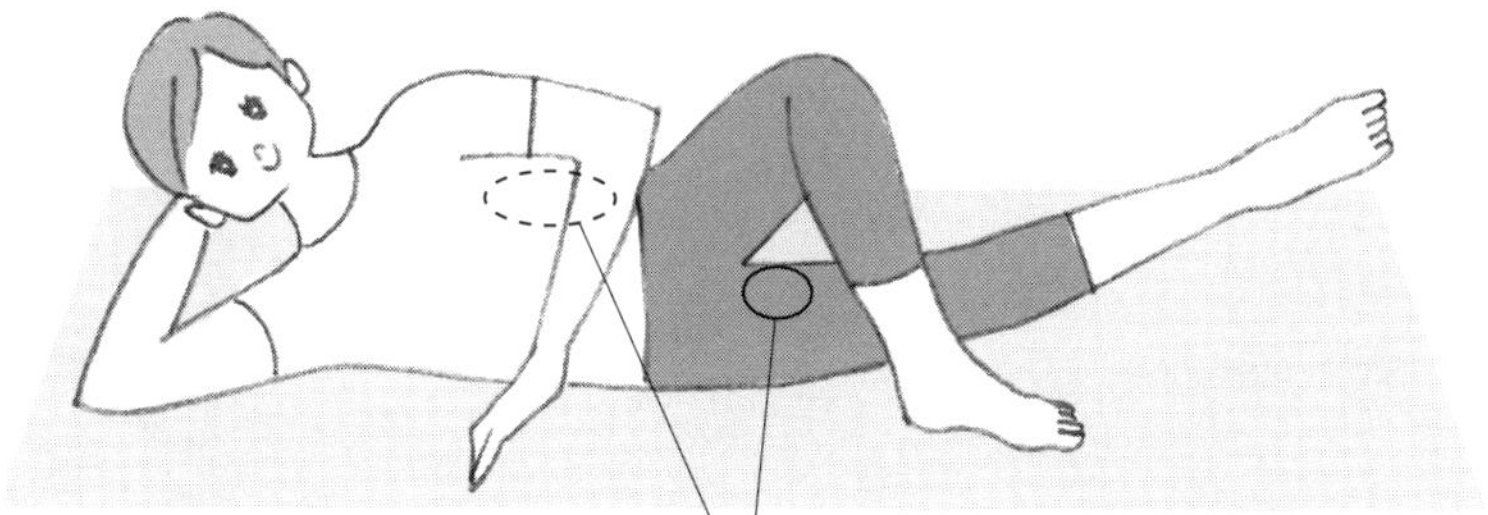
ここに力が入っていればOK ！
(脇腹と太ももの内側)

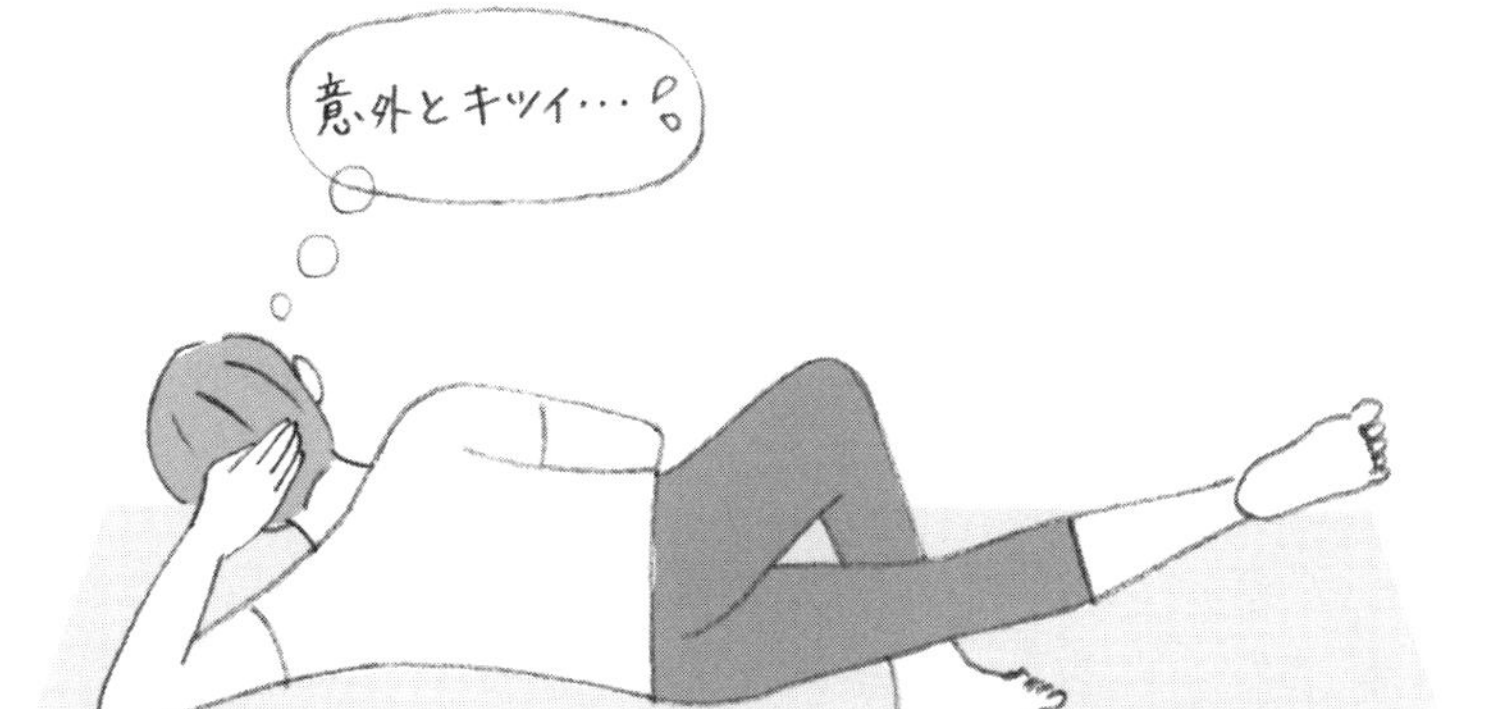

POINT

少しでも床から浮かせられればOK
痛みがある場合や、つらい場合は無理をせず中止する
57ページのように、上の腕を伸ばして手のひらを上に向けると、より効果が高い

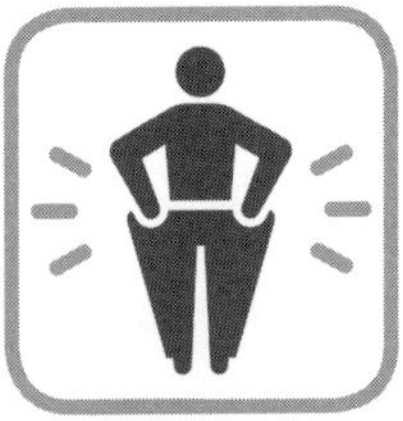

内臓洗浄体操⑪

肘押し体操

肩甲骨の内側あたりから背骨までのズボラ筋（菱形筋）を刺激する体操です。ふだんあまり使わない筋肉を働かせるだけでなく、肩甲骨まわりに数多く存在する褐色脂肪細胞を活性化することによって、増えすぎた中性脂肪が解消し、悪玉コレステロールも激減します。

やり方

仰向けに寝て、「前へならえ」の要領で肘を曲げる。手のひらは自分の顔のほうに向けておく。胸を上にグーッと持ち上げるような意識で、肘を床に力いっぱい押しつける。10秒間キープしたら、力を抜く。これを3回くり返す。

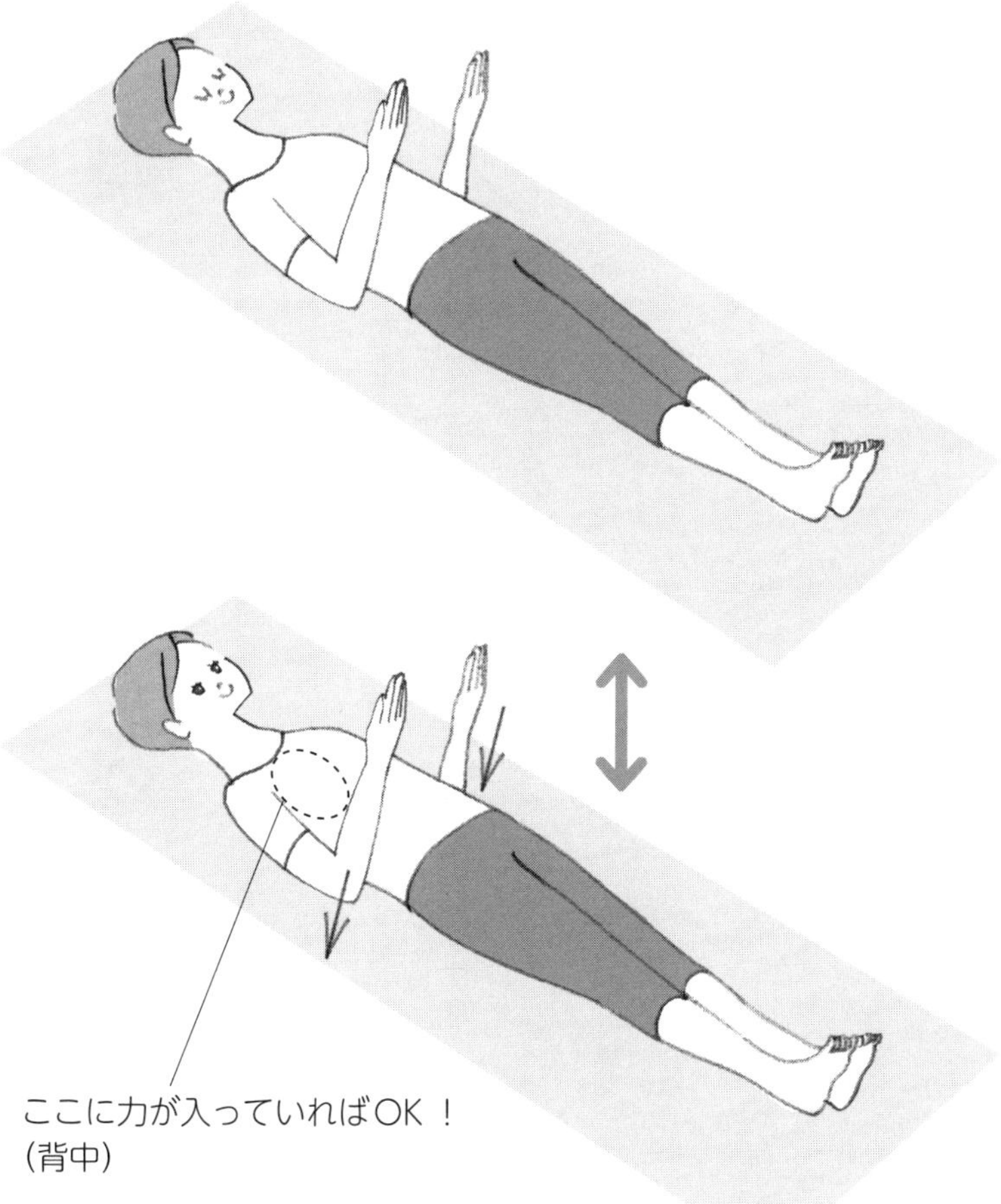

POINT

腰に力を入れず、胸だけをグーッと上げるようなイメージ
首には力を入れないこと

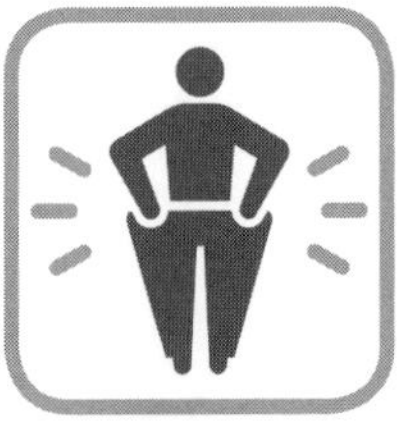

内臓洗浄体操⑫
寝たまま両足踏み

腰から股関節、太ももの内側までつながっているズボラ筋（内側ハムストリングス）を狙い撃ちする体操です。骨盤まわりをゆるめることで、腹部リンパを流し、内臓脂肪を解消する効果があります。

やり方

①仰向けに寝て、両膝を約90度に曲げ、両足を10センチほど浮かせる。膝と膝の間は、こぶし1個分ほどあけておく。足先は内側を向ける。

②「内股」のまま両足をゆっくり下ろし、かかとを床に押しつけるように力を入れる。「両足を浮かせる」「下ろして床に押しつける」をゆっくり30秒間くり返す。

①

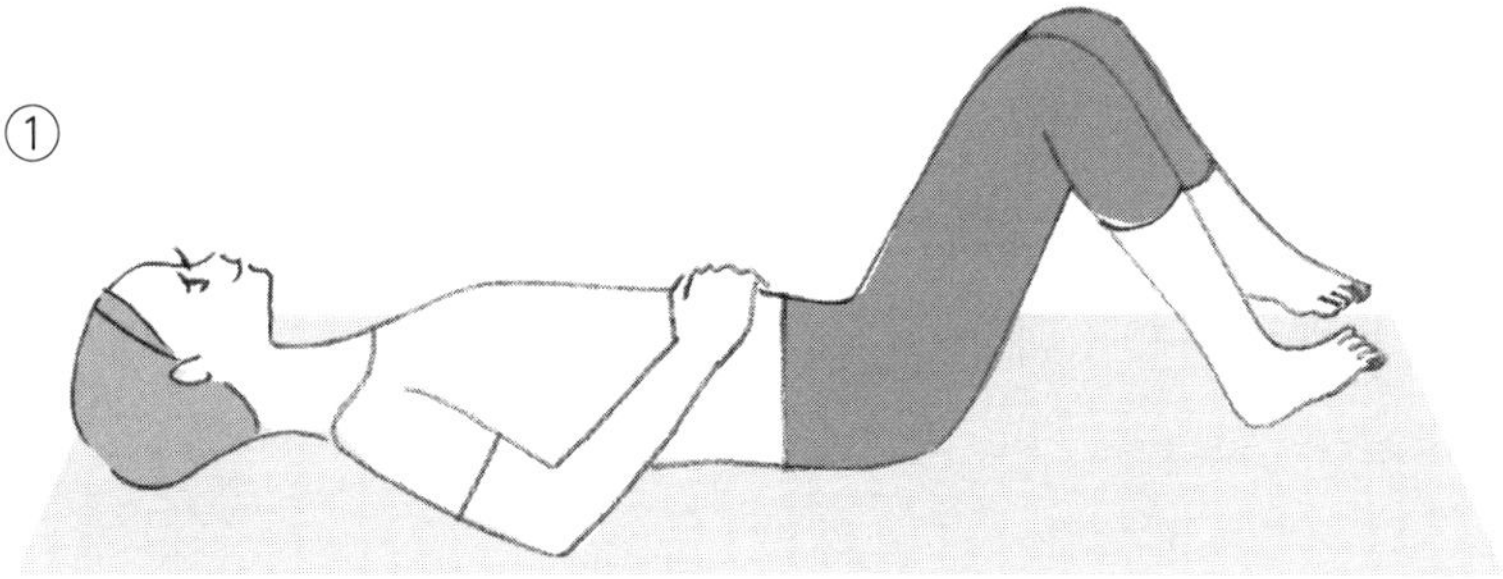

②

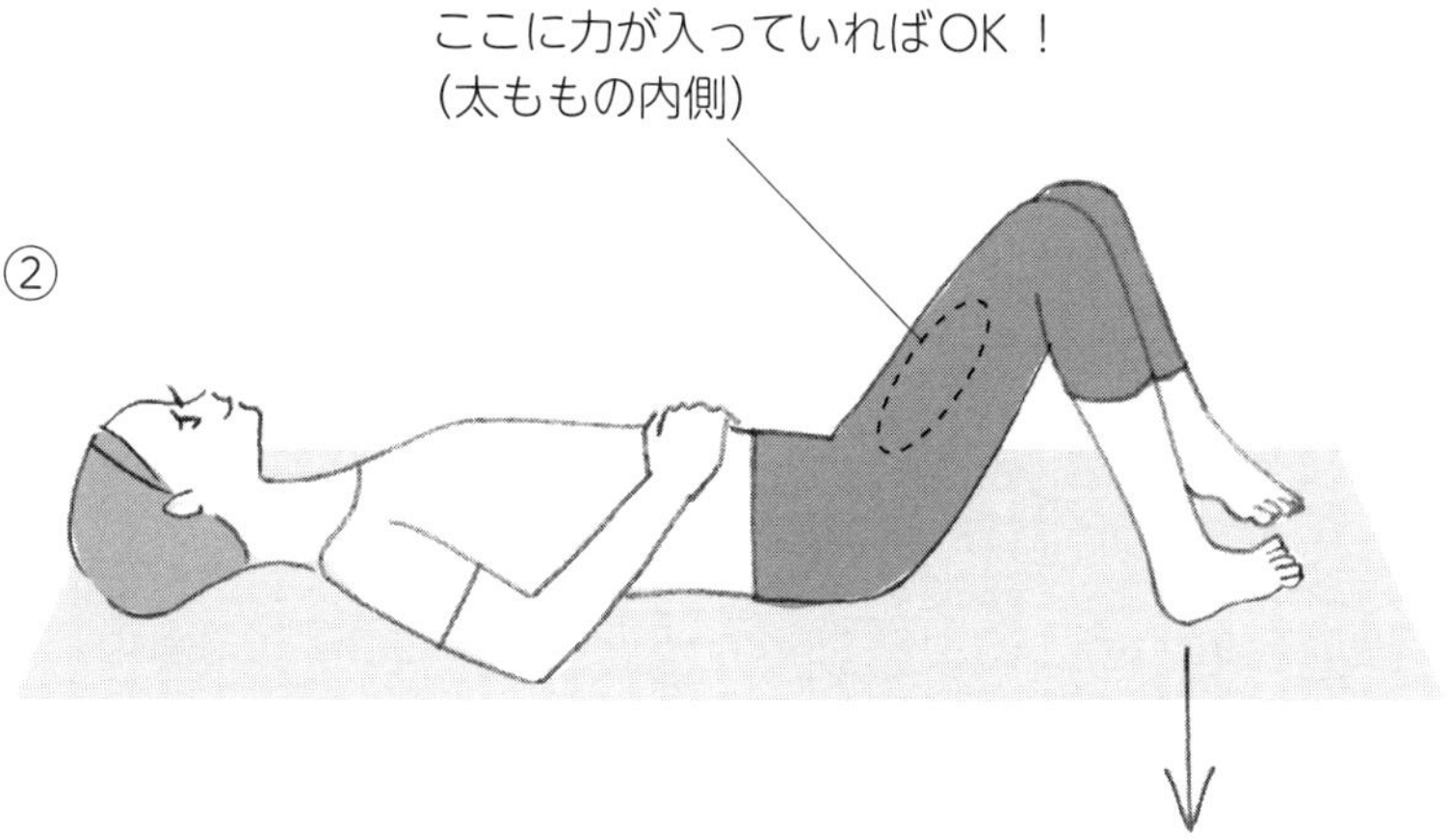
ここに力が入っていればOK！
(太もものの内側)

POINT

お尻を浮かせないこと
動作が難しい人は、片足ずつ交互に行ってもOK

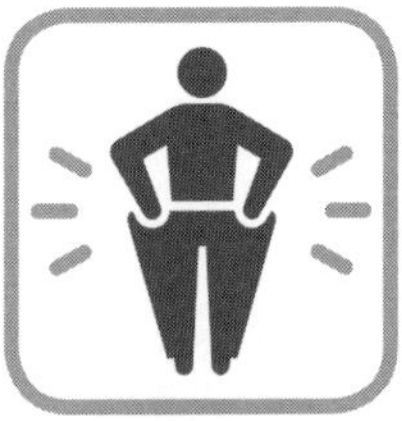

内臓洗浄体操⑬
足上げ腹筋体操

腹筋の中で最も深い場所にあるズボラ筋（腸腰筋）を狙い撃ちする体操です。腹部リンパ、鼠径部リンパが流れ、下半身のむくみも解消。冷えも改善します。

やり方

①仰向けに寝て、股関節と膝を曲げ、軽く股関節を開く。かかとは床につけたまま、足の指だけを天井に向ける。
②足の指を立てたまま、かかとを顎に近づけるような意識で片足をグーッと上げる。
③足が上がるところまで上げたら、ゆっくりと元に戻す。
④反対の足も同様に上げ下げする。左右交互に、30秒間くり返す。

①

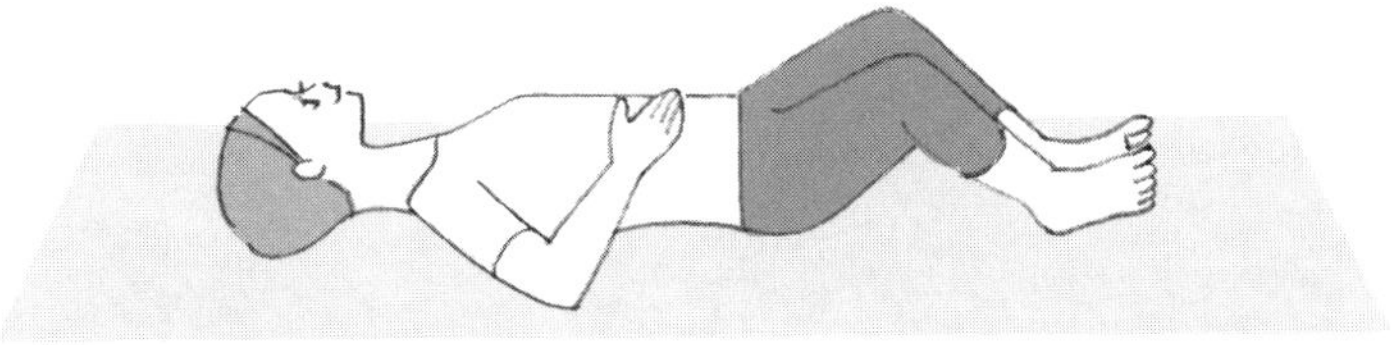

②

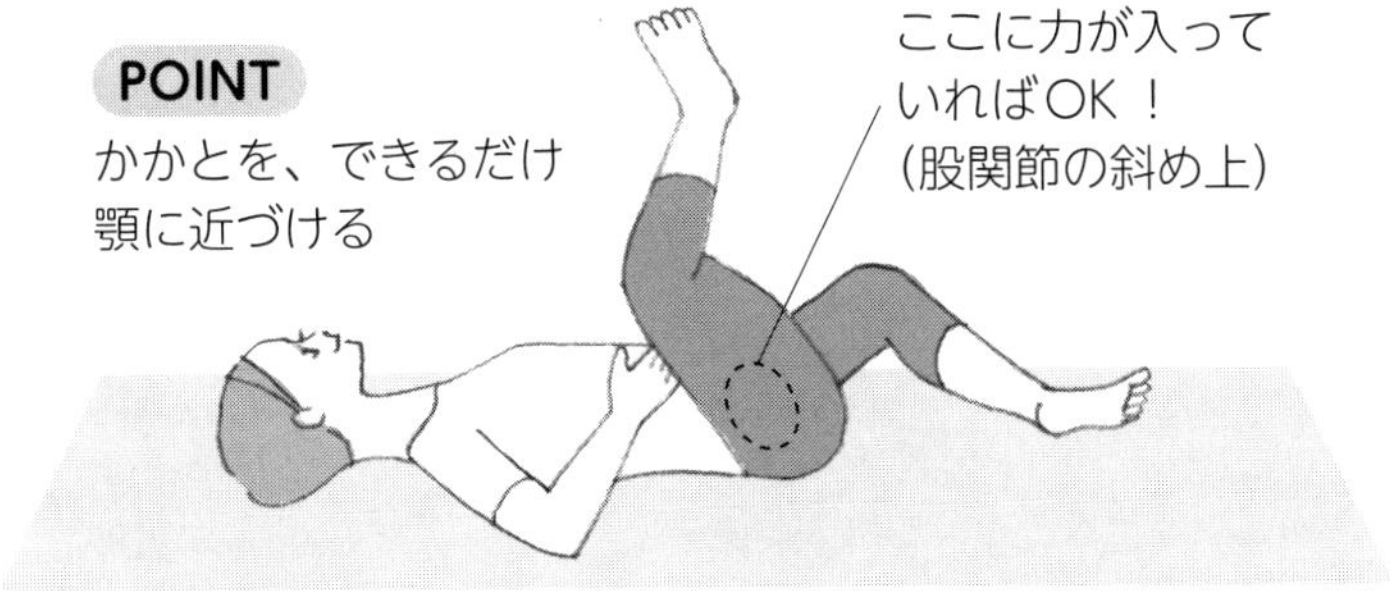
POINT
かかとを、できるだけ
顎に近づける
ここに力が入って
いればOK！
(股関節の斜め上)

③

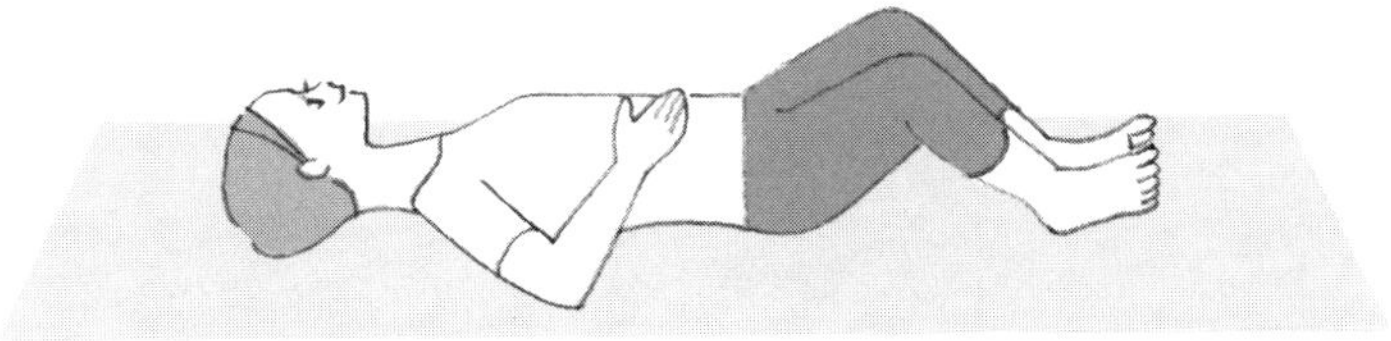

④

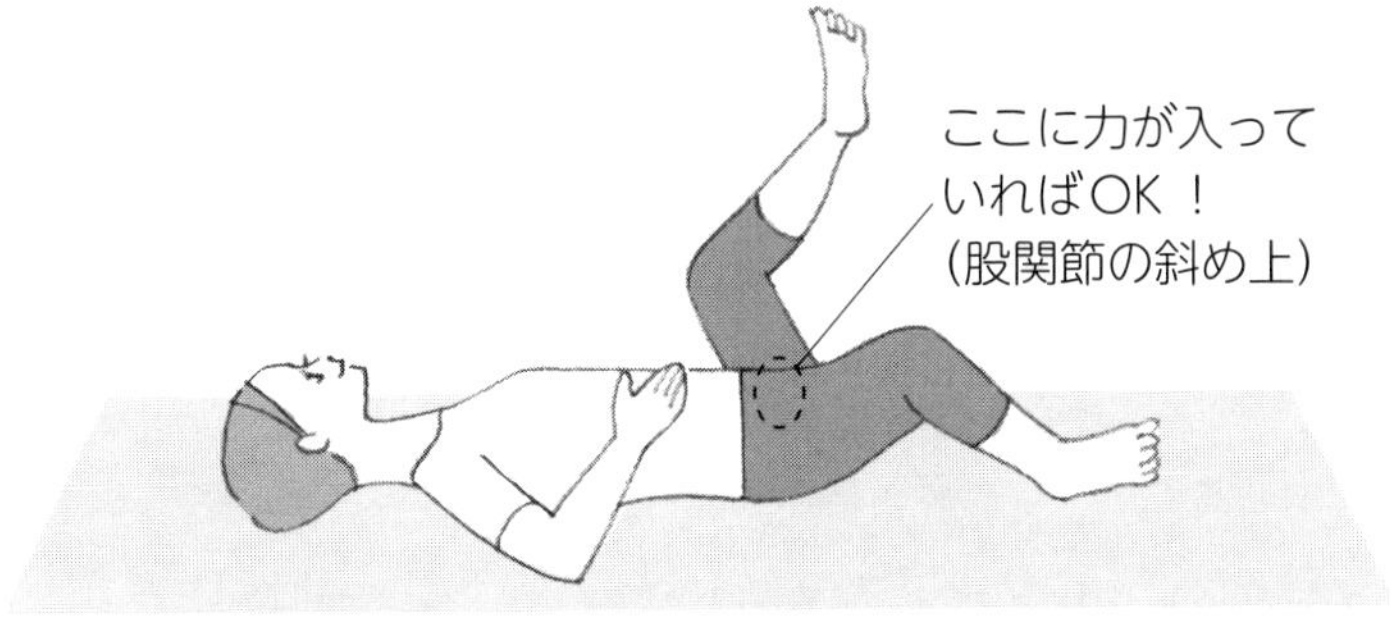
ここに力が入って
いればOK！
(股関節の斜め上)

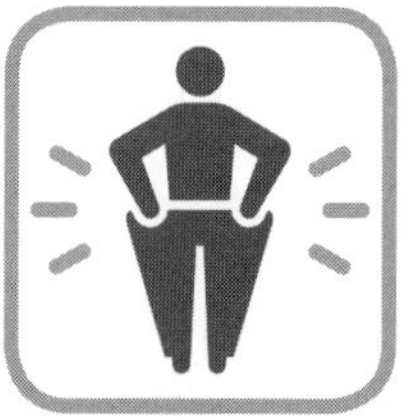

内臓洗浄体操⑭
腕伸ばし体操

肩甲骨を支えているズボラ筋（前鋸筋、肩甲下筋）を狙い撃ちし、顎リンパ、頸部リンパを流す体操です。憧れの小顔に近づけるだけでなく、自律神経も整えてくれるので、腸機能のアップ、眠りが深くなる、といった効果も期待できます。

やり方

①仰向けに寝て、肘を伸ばす。両手の甲を向き合わせてくっつけて、両手首は手のひらの方向に軽く曲げておく。

②腕全体を斜め上の方向にグーッと伸ばす。いっぱいまで伸びたら力を抜く。「伸ばす」「力を抜く」を30秒間くり返す。

①

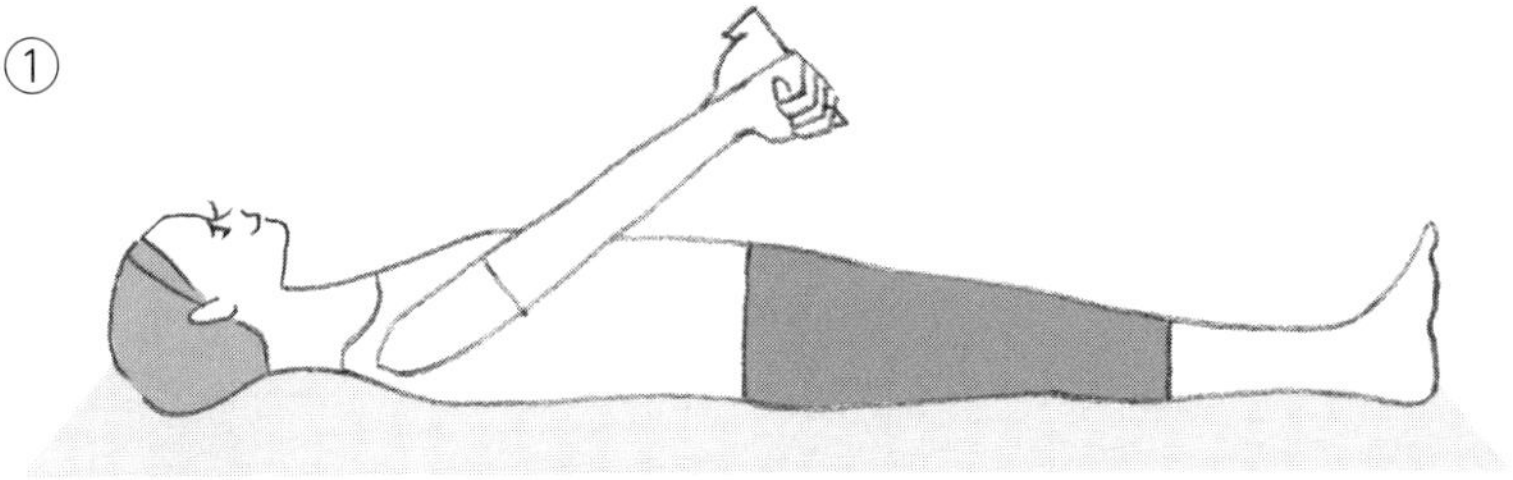

②

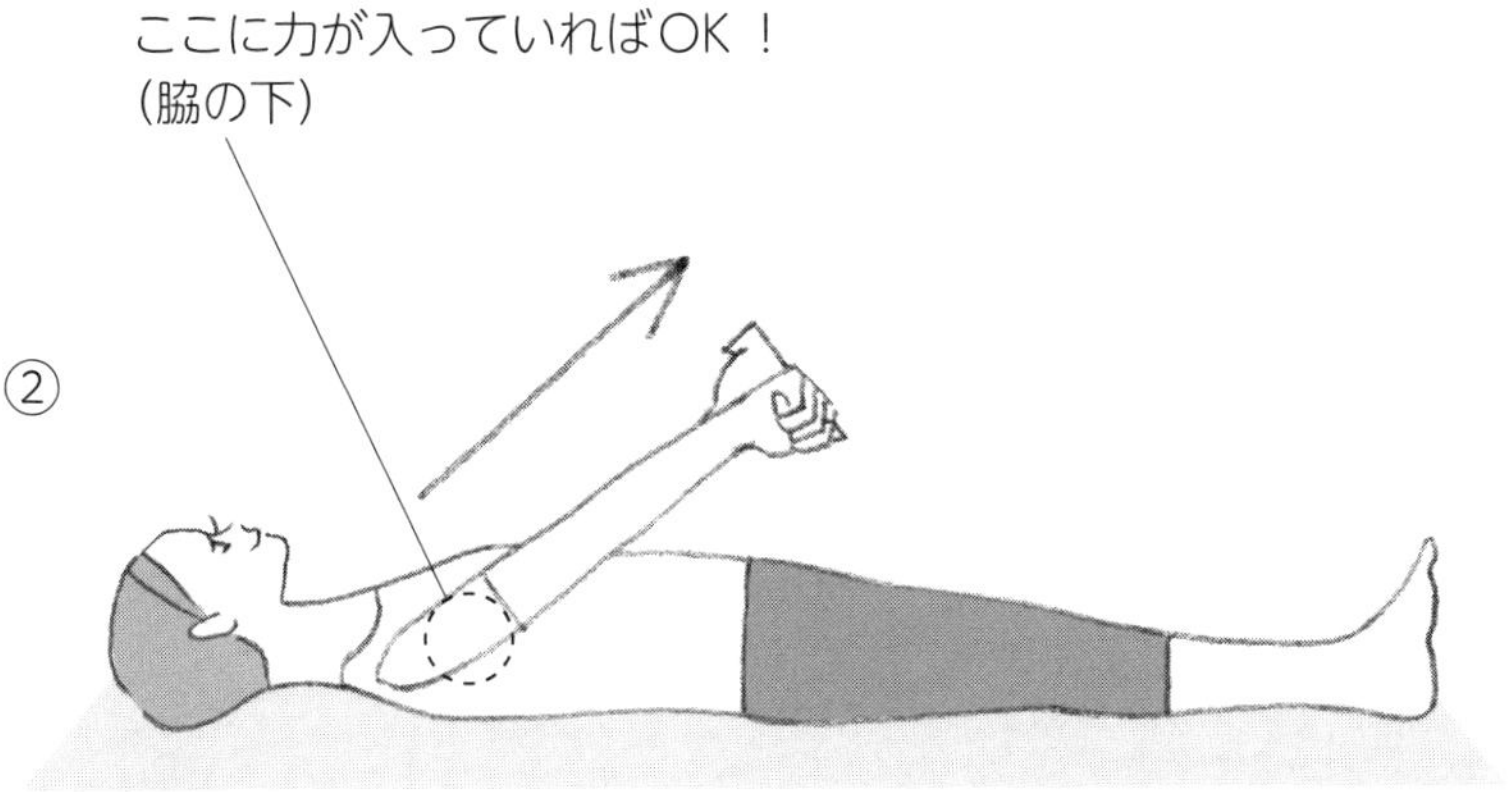

POINT

肩甲骨を動かすイメージで腕をグーッと伸ばす
頭は床から浮かさない

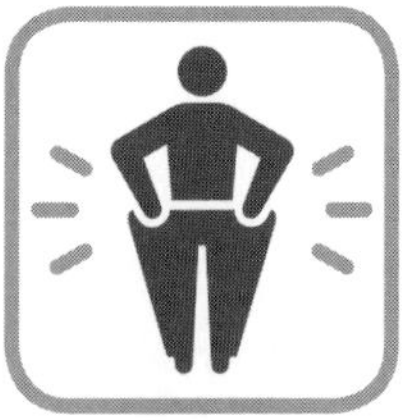

内臓洗浄体操⑮
肘打ち体操

肩甲骨の裏側から腰椎までつながるズボラ筋（菱形筋）を狙い撃ち。顎、頸部、鎖骨下のリンパを流します。肩甲骨まわりの褐色脂肪細胞を活性化させるので、脂肪燃焼効果が抜群。

やり方

①仰向けに寝て、肘を少し浮かせて曲げ、手のひらを顔のほうに向ける。
②手を軽く握り、手の甲の方向に手首を曲げる。
③片腕の肘をゆっくり下ろし、そのまま床をグーッと3秒間押す。
④腕を替えて③を行う。③〜④を5回くり返す。

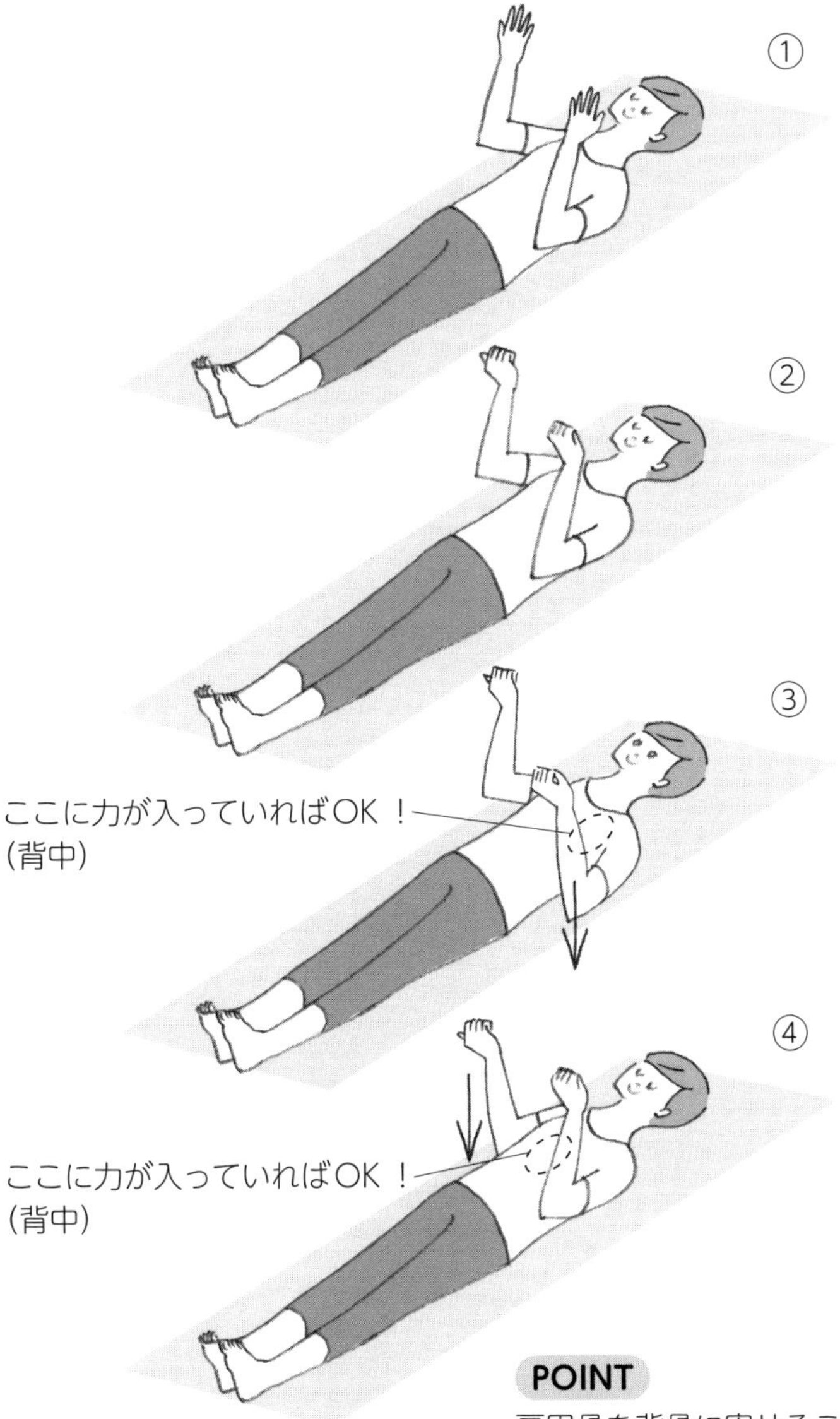
①
②
③
ここに力が入っていればOK！
(背中)
④
ここに力が入っていればOK！
(背中)

POINT
肩甲骨を背骨に寄せることを意識

体操の効果をより高めるために！

プレゼント動画

（スマホのカメラで読みとってください）

https://youtu.be/_73hQKu0c3Y

公式LINE

LINEにお友だち追加で特典あり

※予告なく中止または内容が変更となる場合があります

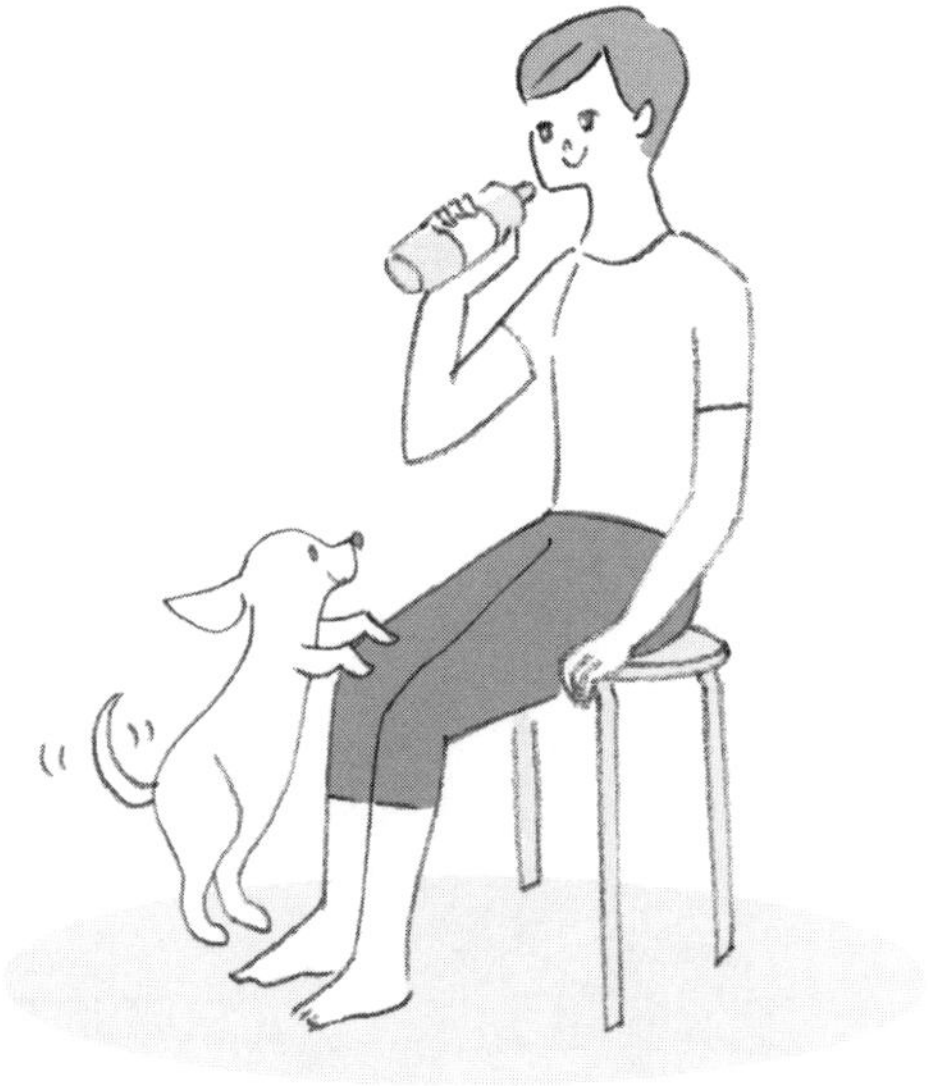

第3章

やせる！
nobu先生おすすめ体操

内臓洗浄体操⑯
足の横上げ体操

腰の最深部にあり、背骨の後ろ側を支えているズボラ筋（多裂筋）を狙い撃ちする体操です。腹部リンパを流し、内臓浄化を促進。お腹がギュッと引き締まります。

やり方

①足を肩幅程度に開いて立ち、片足を一歩後ろに下げて、「内股」になる。「内股」の状態をキープしたまま、前にあるほうの足に体重を乗せ、後ろの足は少しを浮かせる。手のひらは前方に向けて開き、胸を少し張る。

②浮かせたほうの足を、膝を伸ばしたまま、ゆっくり横に上げる。これを10回行ったら、足を交替して①~②を同様に行う。

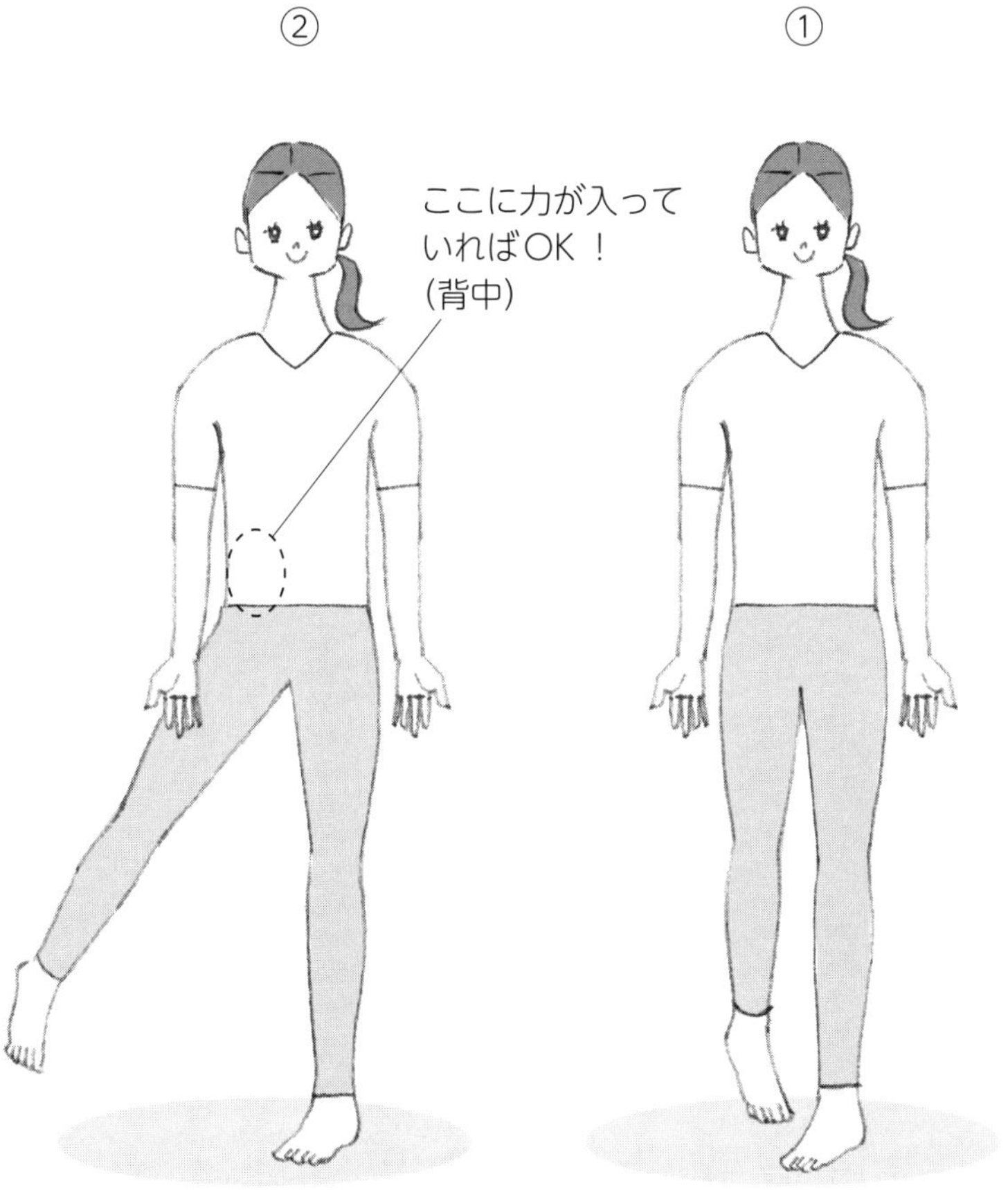

POINT
体がグラグラする場合は、壁などに手をついて行う

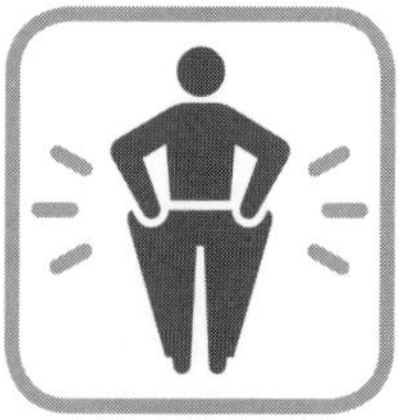

内臓洗浄体操⑰
脛こすり体操

腰と股関節を支えているズボラ筋（腸腰筋）を狙い撃ちする体操です。腹部リンパを流し、腰椎と股関節、骨盤の位置を正します。内臓脂肪・異所性脂肪が解消し、肝臓の機能も安定します。

やり方

①足を肩幅程度に開いて立つ。両腕は自然に下ろす。片方の足を軽く上げ、股関節を開く。上げた足の先を前方に向け、足の裏を反対側の足の脛に当てる。

②足の先を前方に向けた状態のまま、足のかかとで脛をこするように足を上下に10回動かす。左右の足を入れ替え、同様に上下に10回動かす。

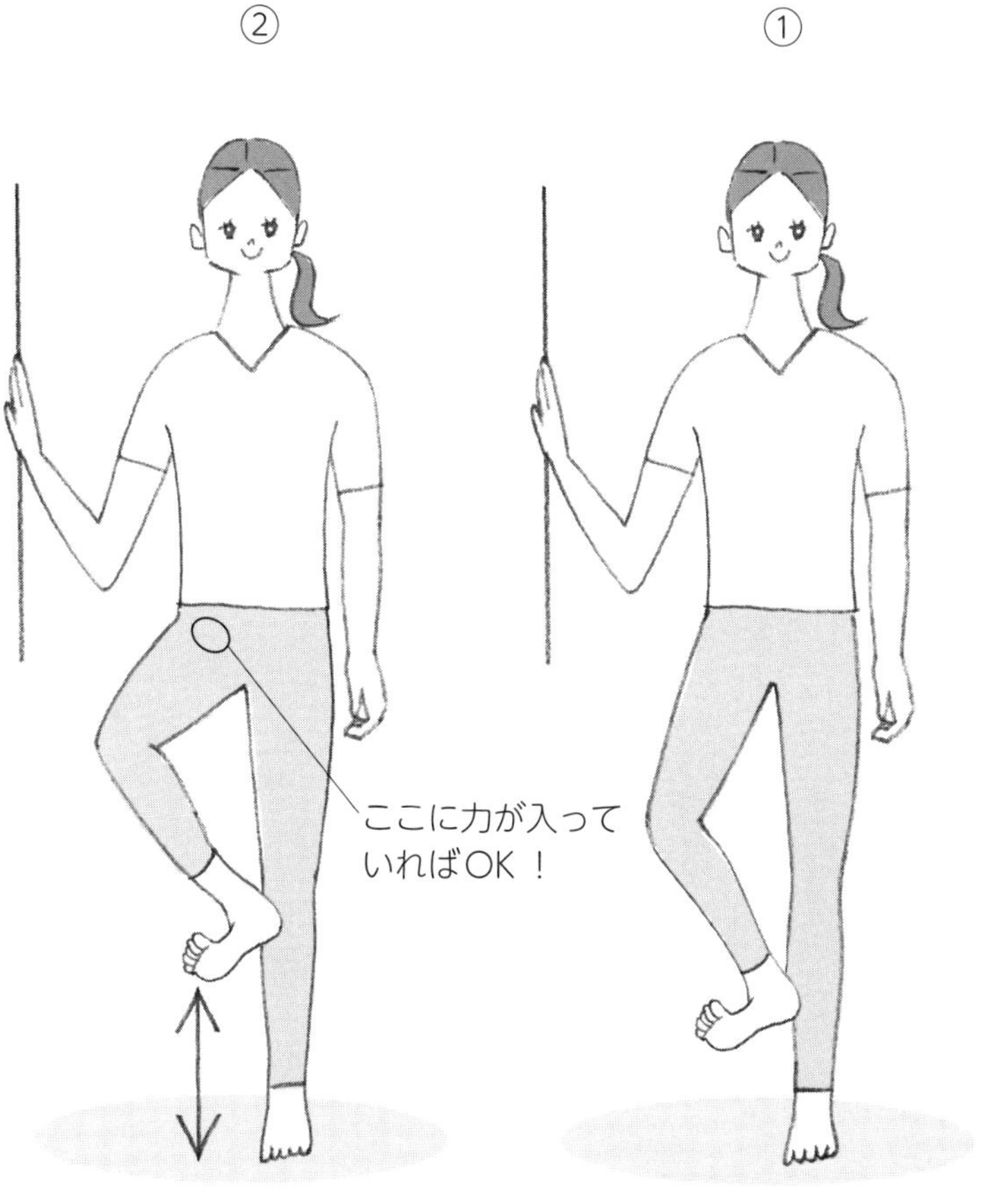

POINT

脛に当てた足を激しく上下させると股関節を傷めるので、ゆっくり行う
倒れないよう、壁などに手をあてて行う

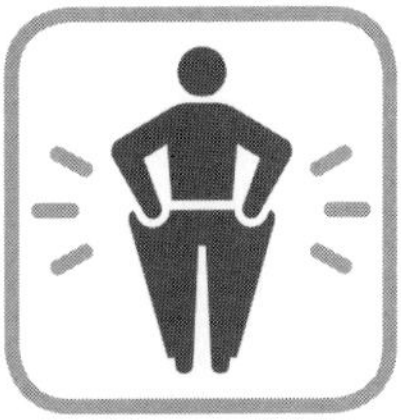

内臓洗浄体操⑱ 足ブラブラ体操

太ももの内側のズボラ筋（内転筋）を狙い撃ち。肝臓についていた中性脂肪を解消して肝機能を安定させます。栄養満点の血液が全身に行き渡り、若々しい体に。

やり方

①足を肩幅程度に開いて立ち、片足を一歩後ろに下げる。下げた足は「内股」に。前にあるほうの足に体重を乗せ、後ろに下げたほうの足は少し浮かせて前足のアキレス腱に触れた状態に。

②「内股」をキープしたまま、浮かせたほうの足を横方向にゆっくり上げ、元に戻す。これを10回くり返したら、左右の足を入れ替えて、同様に10回行う。

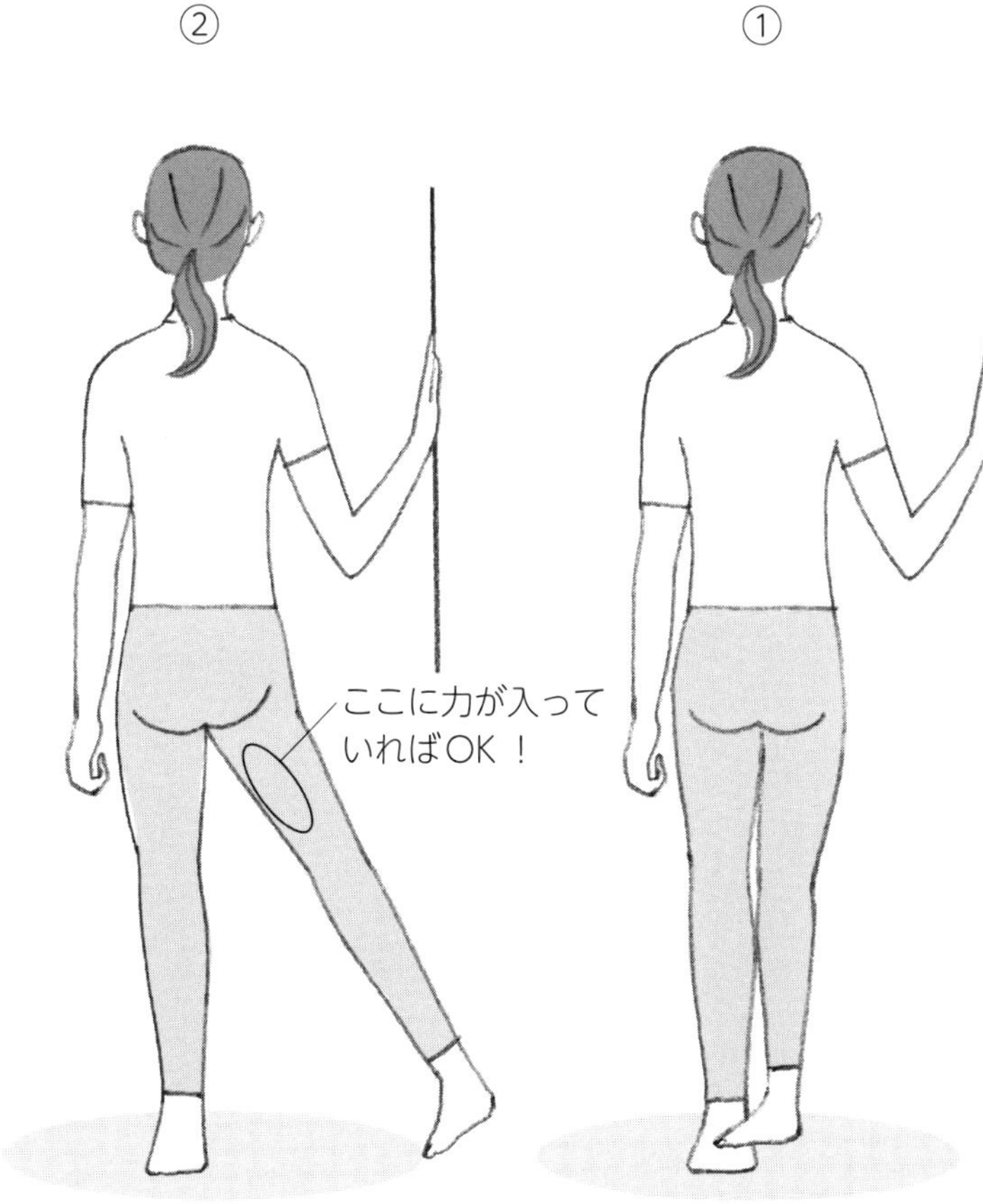

POINT

上げる足は常に「内股」をキープ

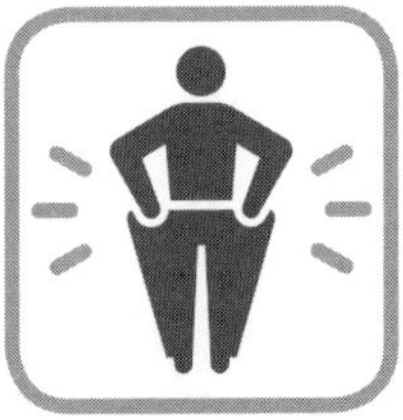

内臓洗浄体操⑲
お尻キック

骨盤から股関節、膝の内側まで支えるズボラ筋（内側ハムストリングス）を狙い撃ち。股関節を安定させて鼠径部リンパを流します。膝関節も矯正され、歩行も安定。

やり方

①足を肩幅ぐらいに開いて立ち、片足を軽く曲げる。曲げた足の先は内側に向け、「内股」の状態に。

②「内股」の状態をキープしたまま、曲げた足のかかとをお尻に当てるように「ゆっくり深く曲げる」「ゆっくり①の状態に戻す」を10回くり返す。左右の足を入れ替えて、同様に10回行う。

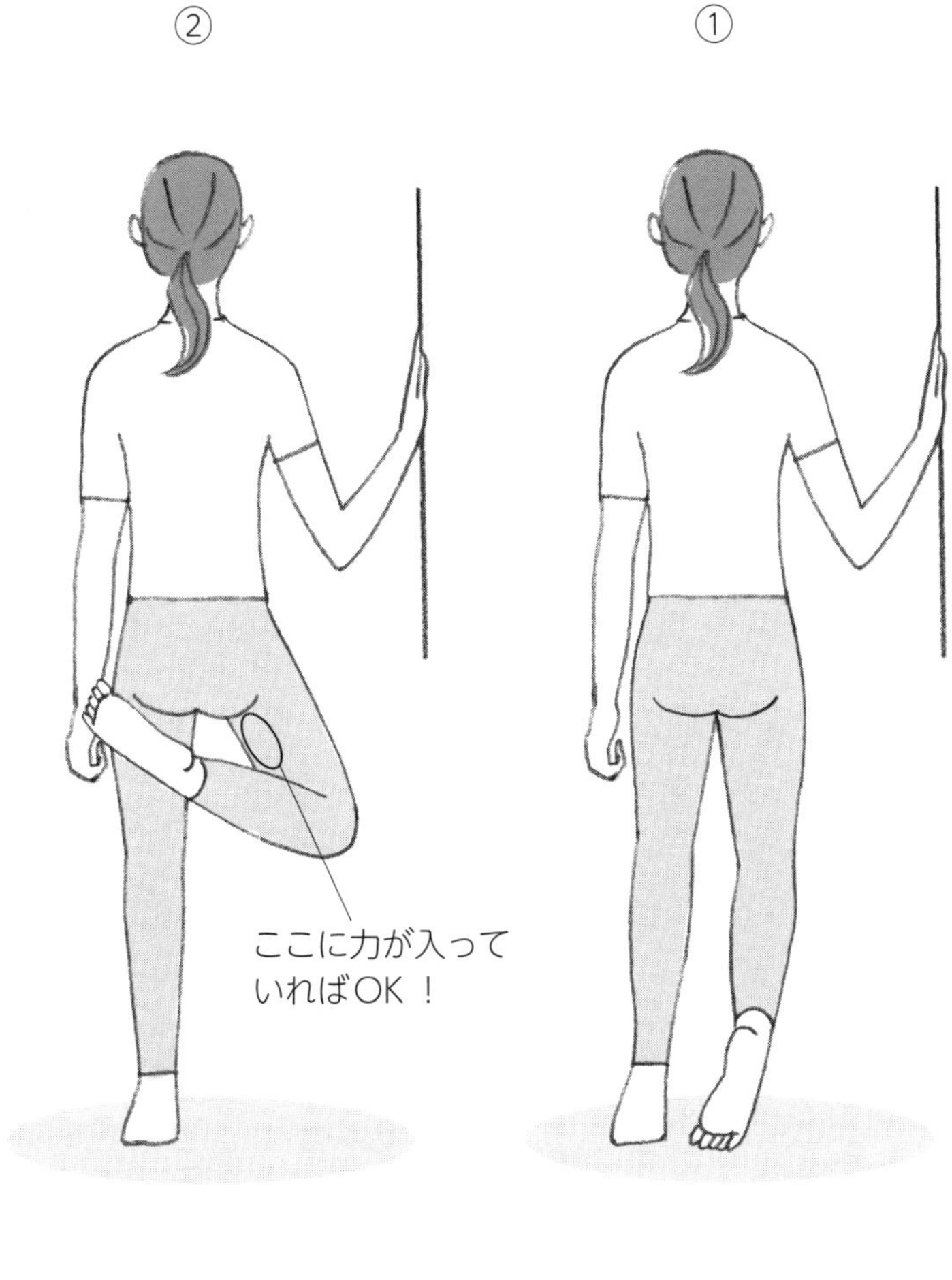

POINT

太ももを前に上げるのではなく、かかとをお尻に近づける

内臓洗浄体操⑳
ゆらゆら体操

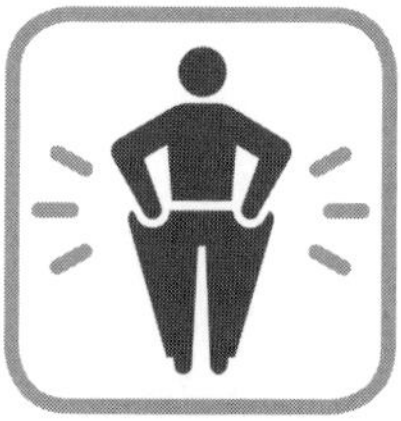

腰や股関節を支えるズボラ筋（多裂筋）を動かす体操です。骨盤を矯正することで下半身の動きを安定させ、脂肪燃焼を促進します。手のひらの向きが重要です。

やり方

①足を肩幅程度に開いて立ち、つま先を「内股」にする。両手のひらを前に向けて、胸を少し張る。
②「内股」の状態をキープしたまま、片足を横方向にゆっくり数センチ上げる。
③足をゆっくりと下げて、①の状態に戻す。
④反対の足も同様に、横方向にゆっくり上げて下げる。②〜④を30秒間くり返す。

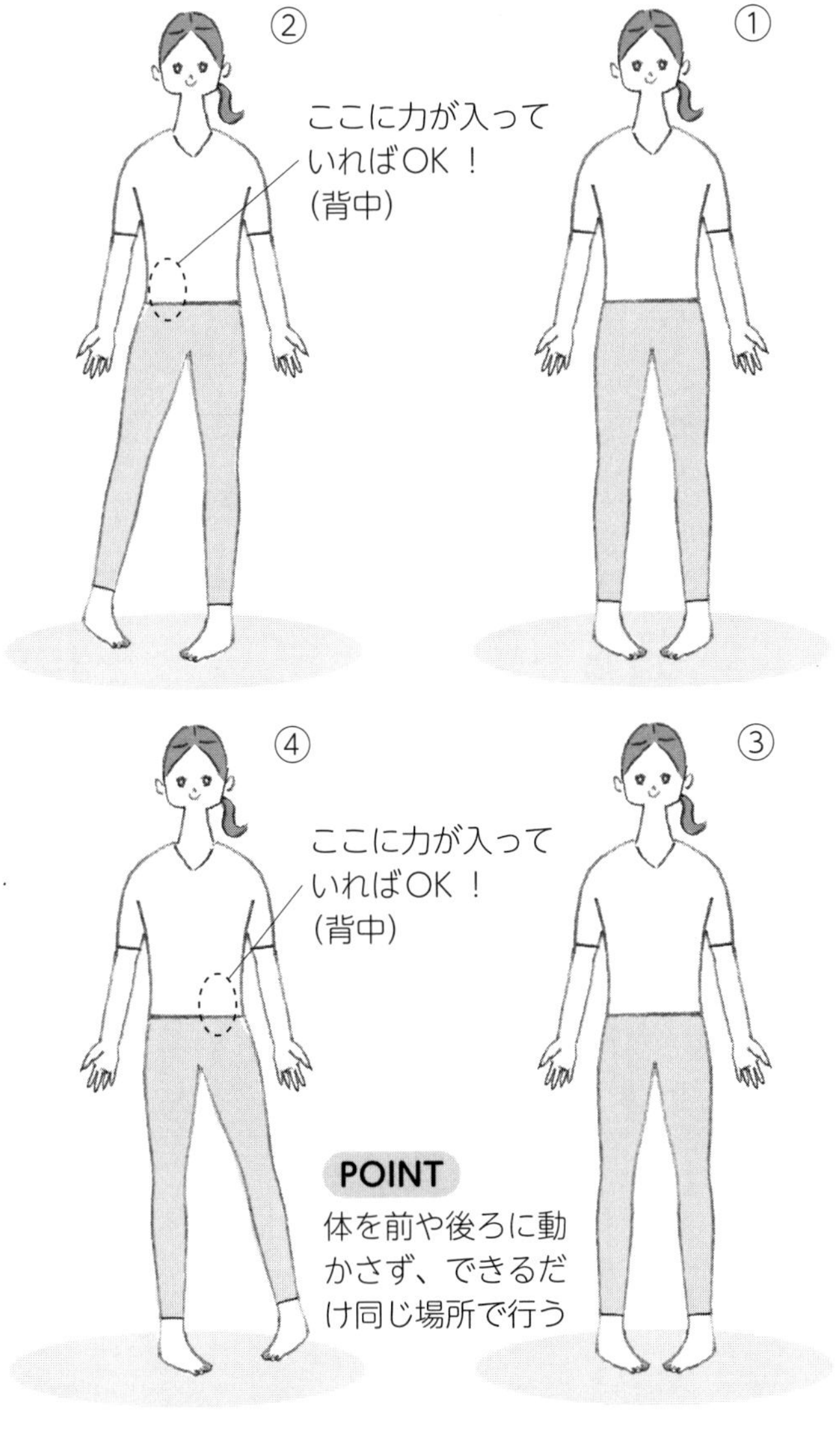
①
②
ここに力が入って
いればOK ！
(背中)
③
④
ここに力が入って
いればOK ！
(背中)
POINT
体を前や後ろに動
かさず、できるだ
け同じ場所で行う

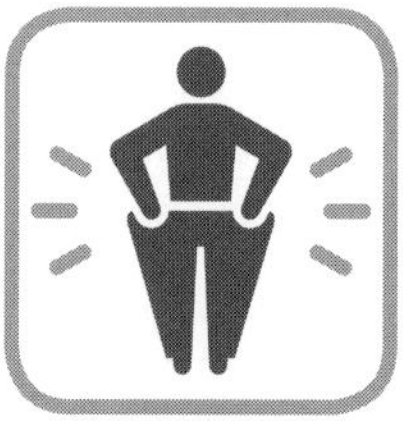

内臓洗浄体操㉑
カニバサミ体操

「内股」の状態で股関節を動かすことで、膝を支えているズボラ筋（内転筋）を狙い撃ち。中性脂肪の燃焼を促し、肝機能もアップ。老廃物の排出を促します。

やり方

① 足を肩幅程度に開いて立ち、できる範囲で足先を内側に向け、つま先を「内股」にする。両手のひらは前に向けて、胸を少し張る。
② 内股の状態をキープしたまま、片足を後ろにゆっくりクロスさせる。
③ ゆっくり①の状態に戻す。
④ 反対側の足も同様にクロスさせ、元に戻す。②～③を30秒間くり返す。

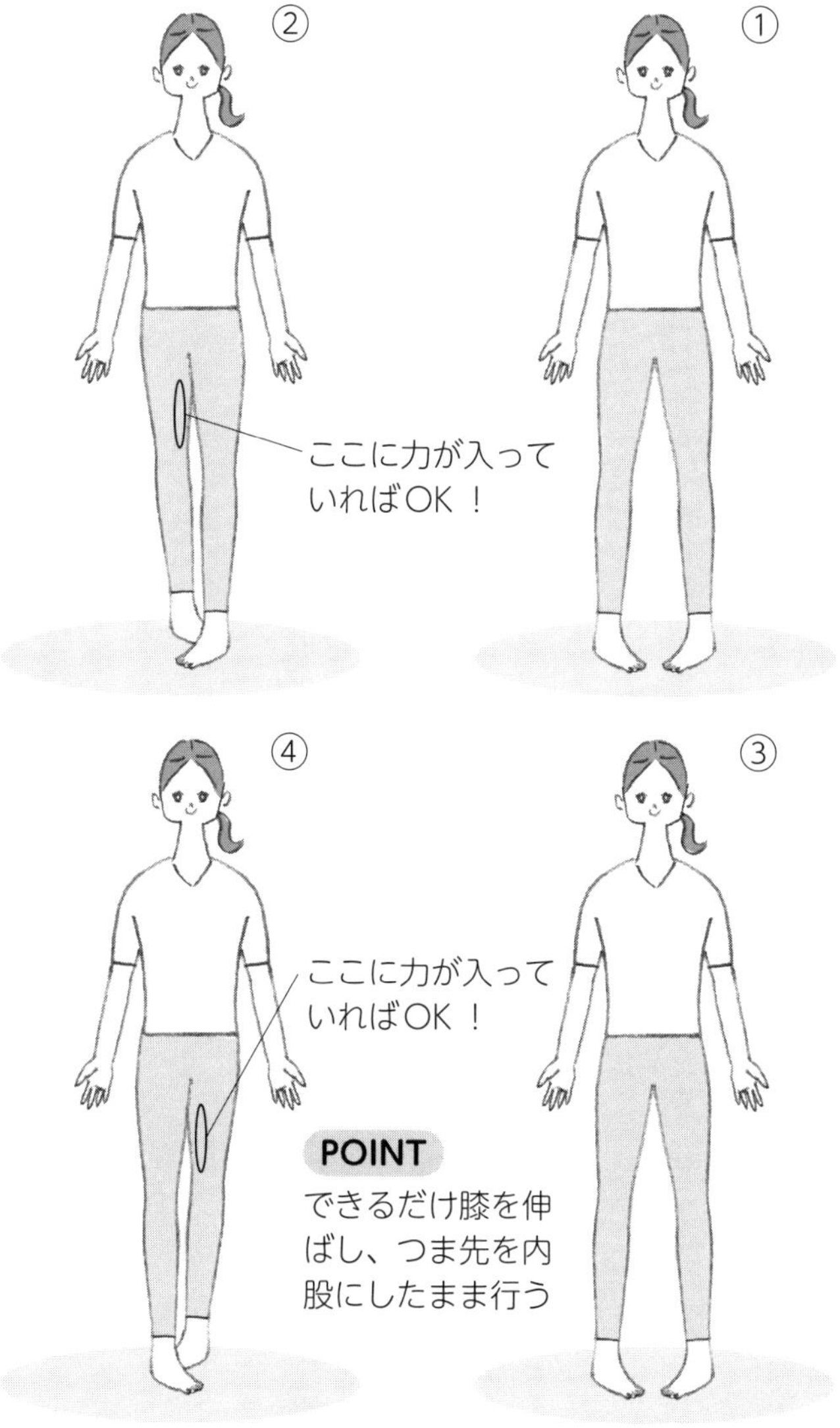
①
②
ここに力が入って
いればOK！
③
④
ここに力が入って
いればOK！
POINT
できるだけ膝を伸
ばし、つま先を内
股にしたまま行う

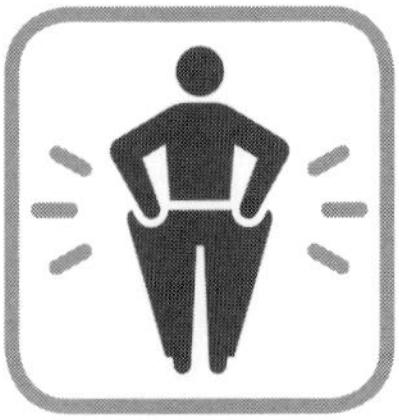

内臓洗浄体操㉒
リフティング体操

股関節を開く動きで、腰と股関節を支えるズボラ筋（腸腰筋）を狙い撃ち。中性脂肪が燃焼し、鼠径部リンパも流れて、むくみや冷えも解消します。

やり方

① 足を肩幅程度に開いて立つ。
② 片方の足先を内側に向け、股関節を開くように意識しながら、ゆっくりと上げていく。
③ 足をゆっくりと下ろして①の状態に戻す。
④ 反対の足も同様に上げて、下ろす。②～④を30秒間くり返す。

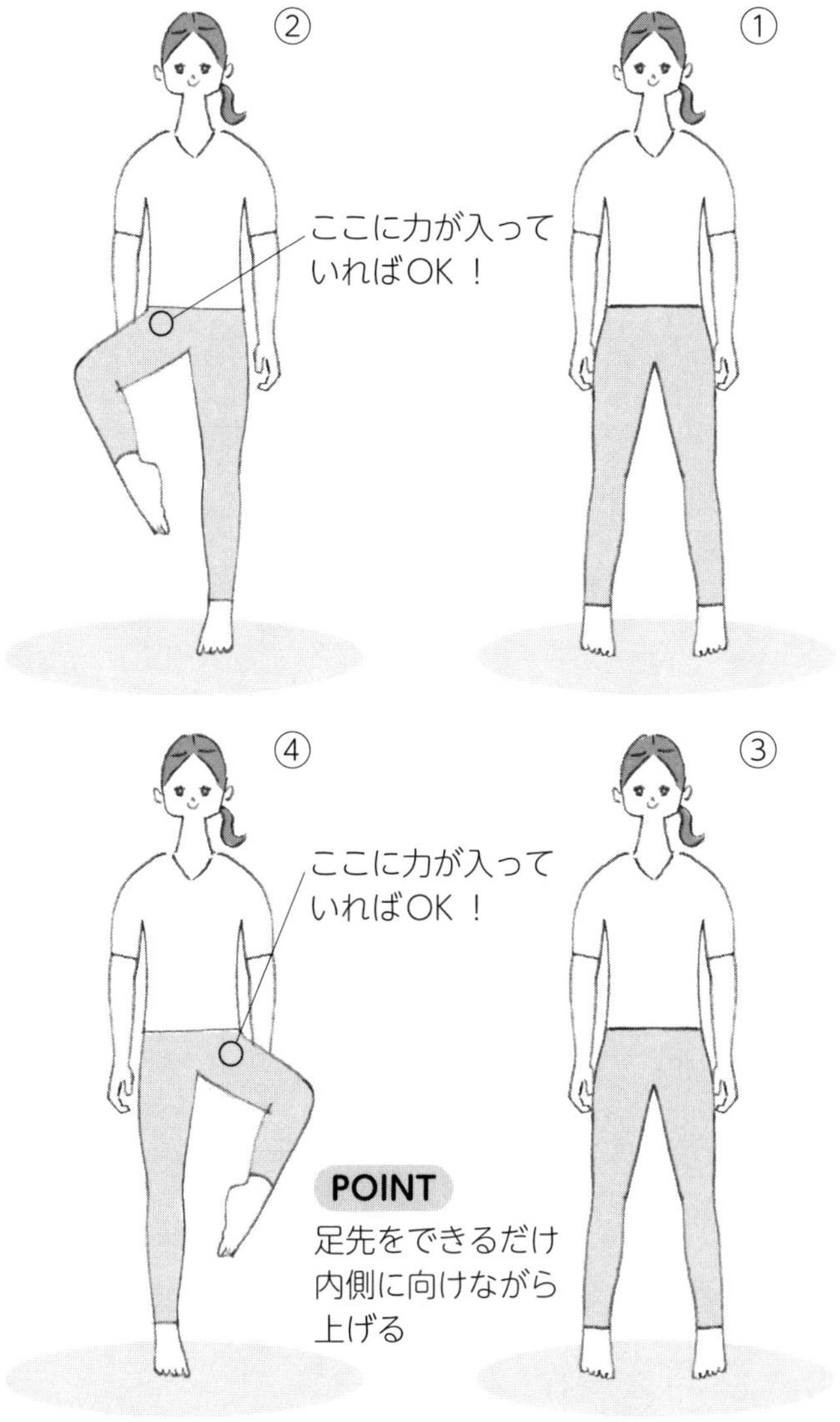
①
②
ここに力が入って
いればOK！
③
④
ここに力が入って
いればOK！
POINT
足先をできるだけ
内側に向けながら
上げる

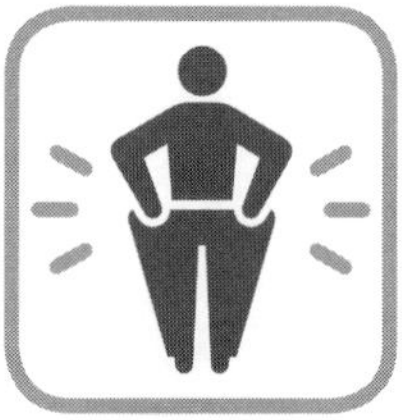

内臓洗浄体操㉓
合掌体操

脇の下のズボラ筋（前鋸筋）を刺激して悪玉コレステロール値を下げて、同時に首こりや肩こりも解消する体操です。この体操をすると、肩が動きやすくなり、腕が上がりやすくなる効果も期待できます。

やり方

①イスに座って、胸の前で手のひらを合わせ、指先を手前に向ける。

②肘から手首までの線をできるだけ水平に保ったまま、肘を前に向かって突き出す。できるところまで突き出したら、ゆっくりと①の状態に戻す。肘を前に出して元に戻す動きを30回くり返す。

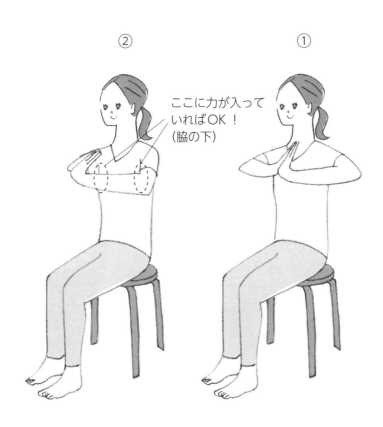

POINT

背すじを伸ばして行う

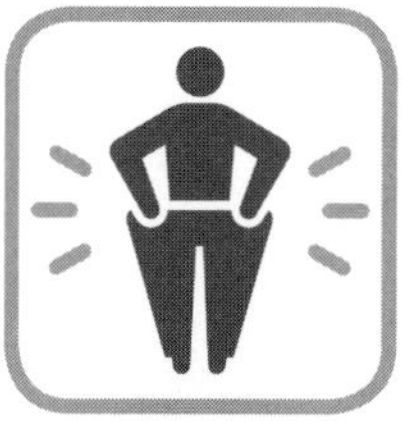

内臓洗浄体操㉔
ガッツポーズ体操

肘をしっかりと曲げて、肘の内側から親指側の手首までつながっているズボラ筋（撓側手根屈筋）を動かす体操です。上半身についてしまった中性脂肪の燃焼を促します。曲げるときも伸ばすときも、肘の内側に力を入れるのがコツです。

やり方

①イスに自然に座って手のひらは上に向け、指を軽く曲げる。卵をつかむぐらいの曲げかげん。両肘は前に伸ばしておく。

②①で作った手の形をキープしたまま、ゆっくりと両肘を曲げる。ゆっくりグーッと肘を伸ばして、元の姿勢に。これを30秒間くり返す。

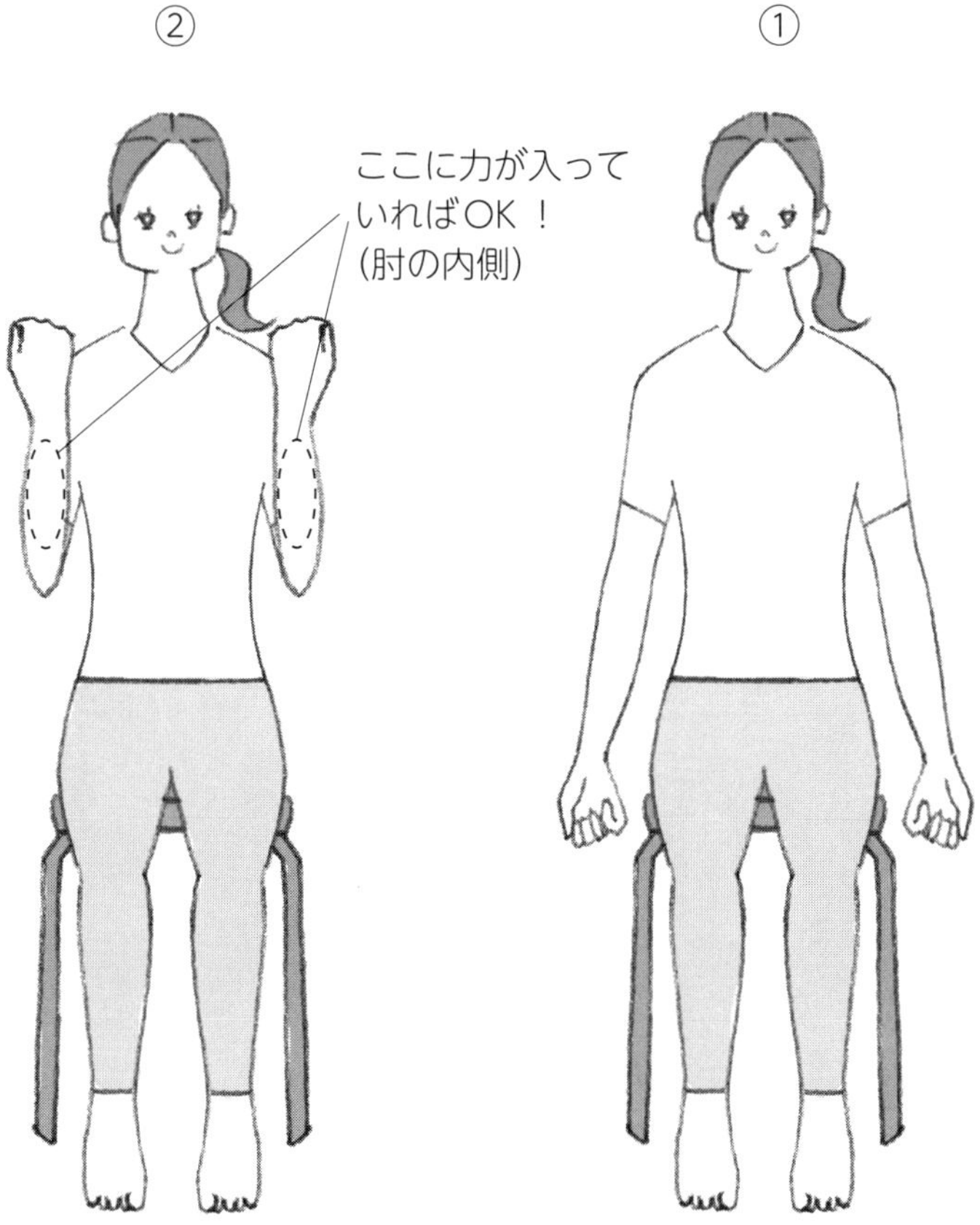

POINT
特に肘を伸ばす際は、速く行うより「ゆっくりグーッと」が効果的

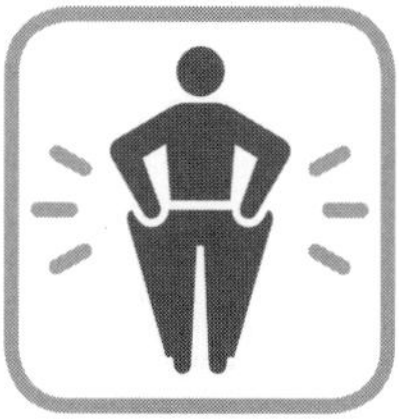

内臓洗浄体操㉕

ブランブラン体操

肩甲骨を支えているズボラ筋（肩甲下筋）を狙い撃ち。肩甲骨まわりに多い褐色脂肪細胞が活性化し、代謝がアップ。脳への血流が増え、物忘れ予防にもなります。

やり方

①イスに自然に座り、手のひらの方向に手首を曲げ、手は軽く握る。脇を開いて肘を曲げる。手首の外側（小指の下あたり）にある固いところで骨盤のあたりを1秒間ほど強くグーッと押し当てる。

②両腕を横にゆっくりと開いていく。肘が垂直になるあたりで止めて、ゆっくりと①の状態まで戻す。①～②を30秒間くり返す。

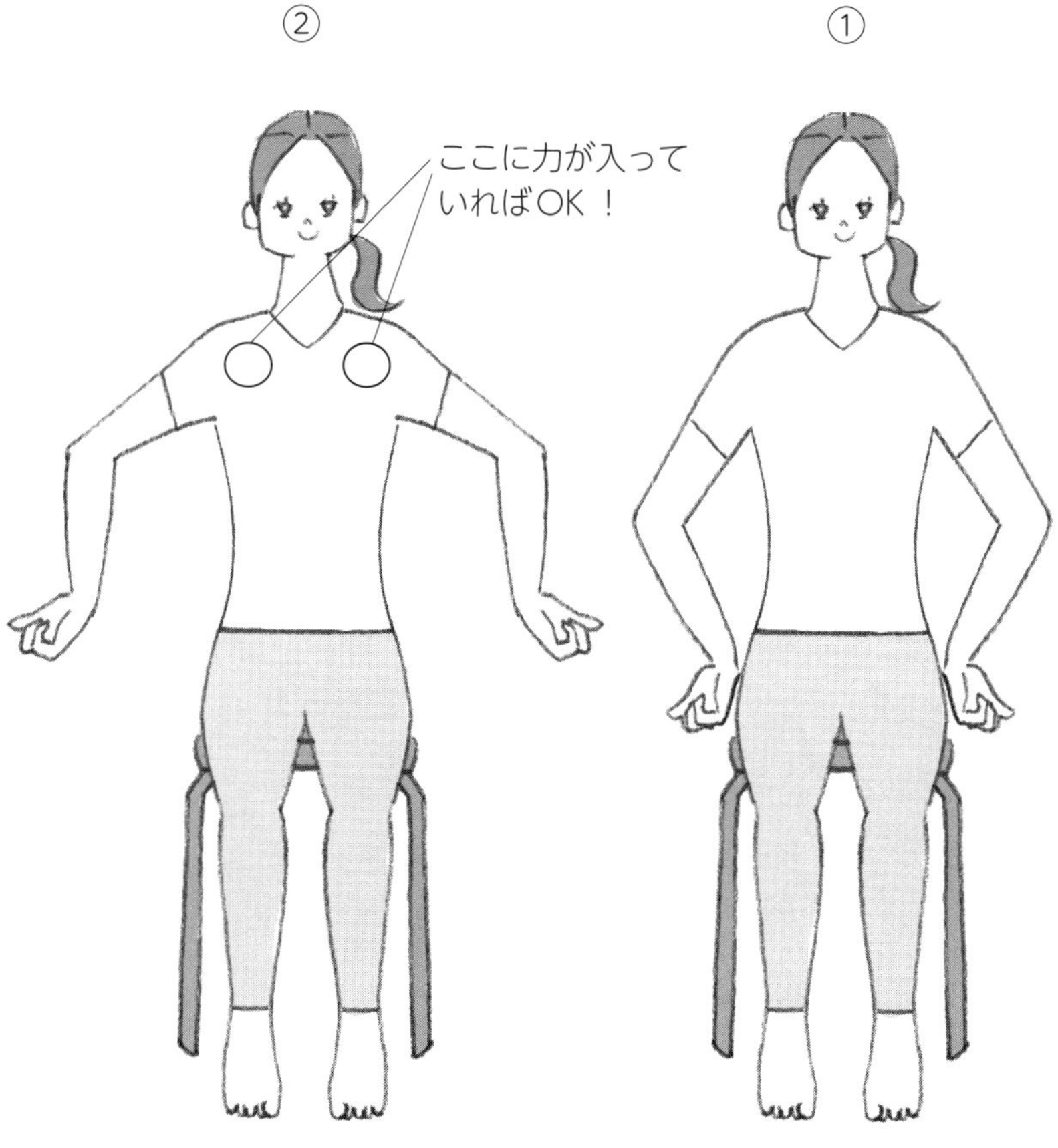

POINT

手首で骨盤を「押す」ことを意識する

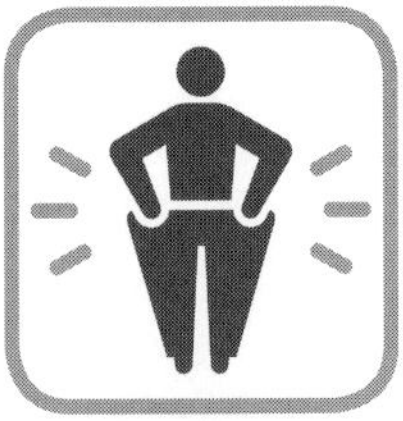

内臓洗浄体操㉖
脇の下の体操

ふだん使うことが非常に少ない、脇の下のズボラ筋（前鋸筋）を狙い撃ちして動かす体操です。動きの小さい体操ですが、脇の下にしっかりと力を入れながら行うと体がポカポカしてきます。

やり方

①イスに自然に座って両肘を前に伸ばし、手首をひねって手の甲を合わせる。手の指は軽く曲げておく。

②上半身は動かさずに、腕全体を斜め下に伸ばしていく。1秒間ほど伸ばしたら力を抜き、また下に伸ばす、という動きを30秒間くり返す。

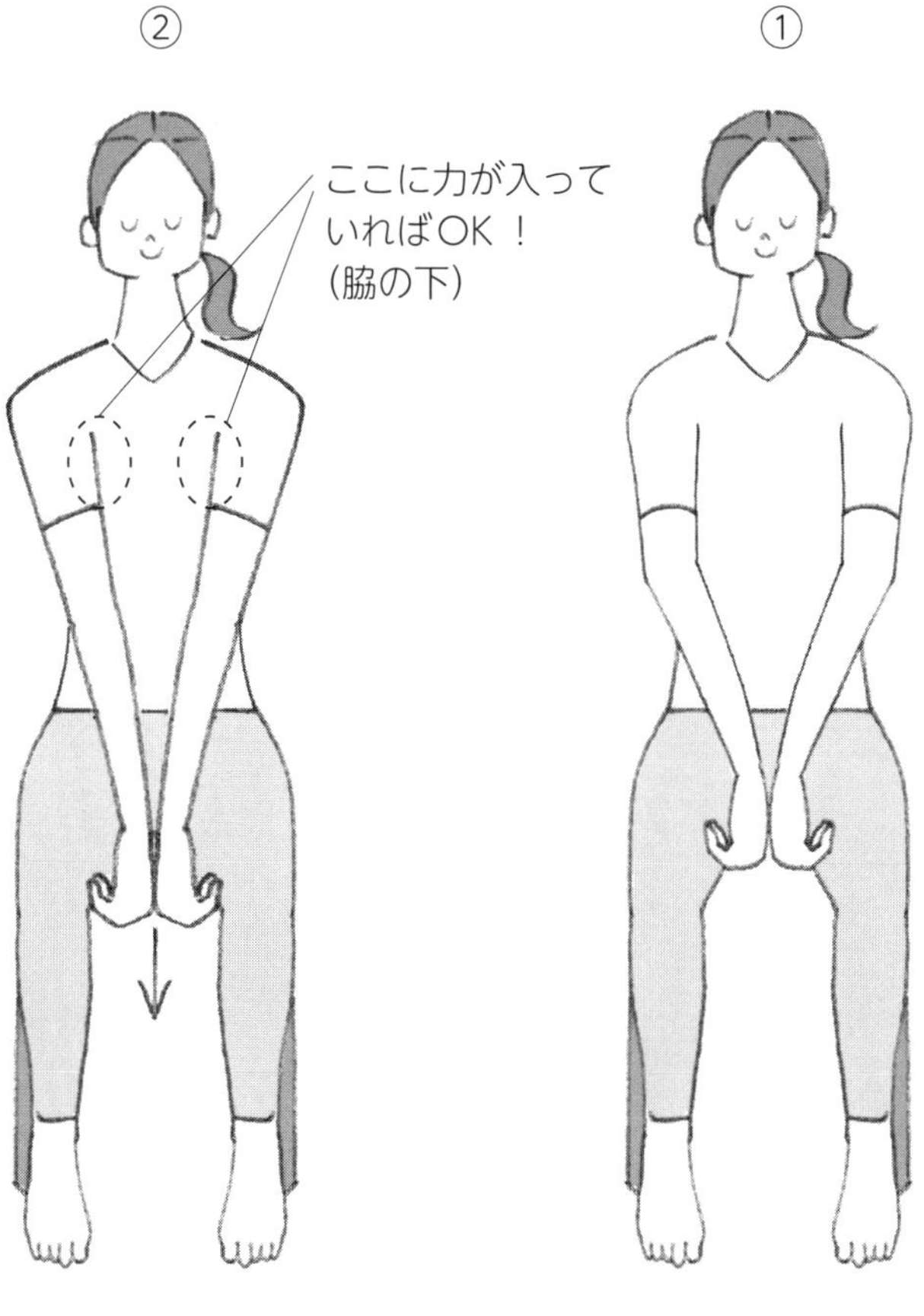

POINT

背中は多少丸まってもいいので、首に力が入らないように注意
肩を上げた状態（いかり肩）にならないように

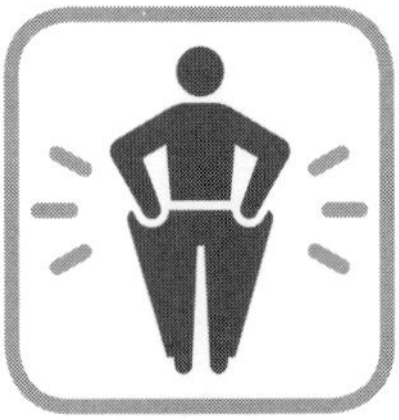

内臓洗浄体操㉗

ペンギン体操

肩を支えるズボラ筋（菱形筋）を狙い撃ちする体操。肩の動きがスムーズになり、肩こりや四十肩・五十肩も解消します。二の腕についてしまった脂肪――通称「ふりそで」解消にも効果の大きい体操です。

①イスに腰かけた状態で肘を伸ばし、手のひらは前に向ける。顔が斜め上を向くぐらい顎を上げておく。

②両腕をゆっくりを後方に引いていき、いっぱいまで引いたら、ゆっくりと元の位置に戻す。これを30秒間くり返す。

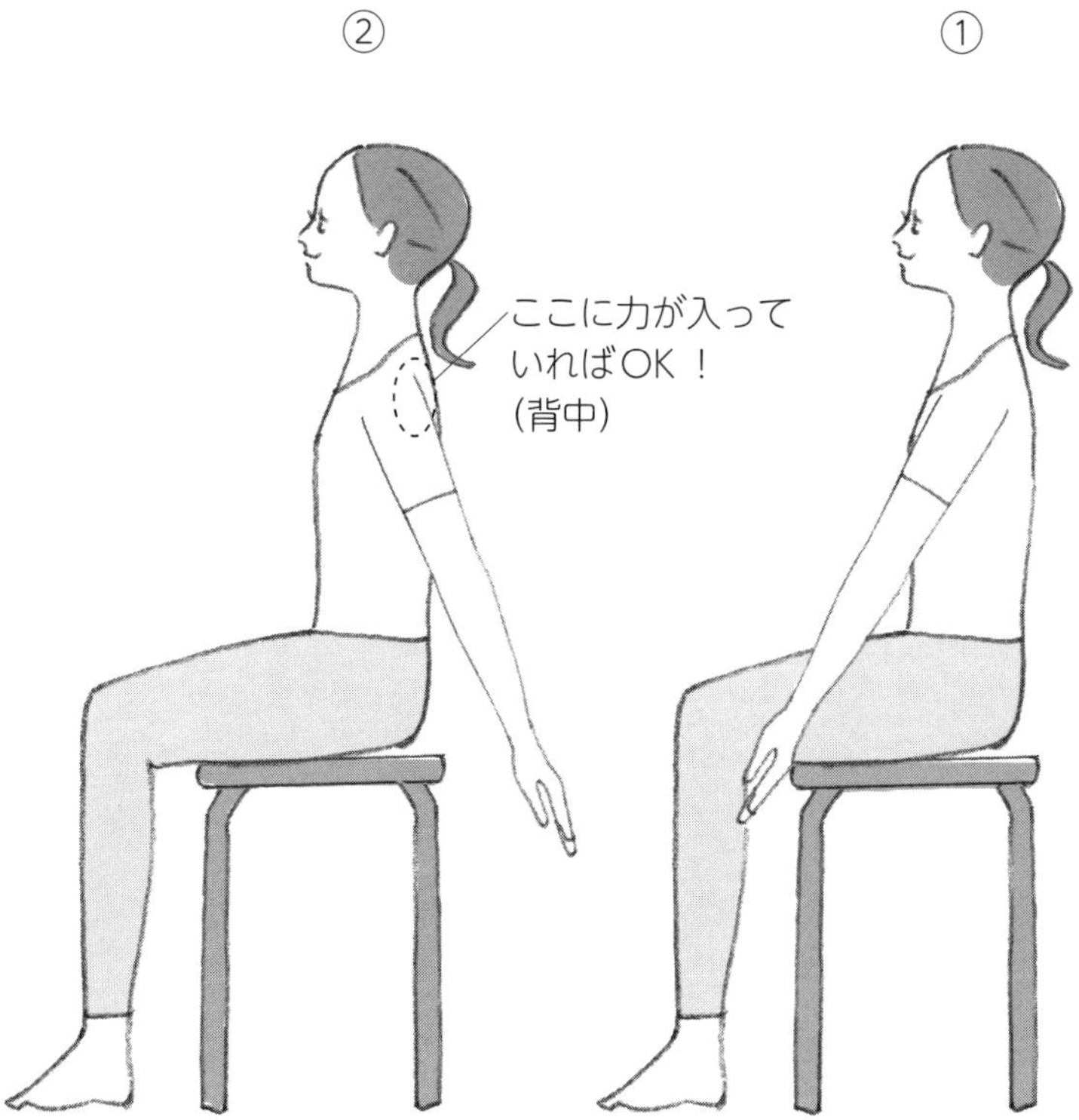

POINT
肩甲骨を内側に寄せるイメージで行うと効果的

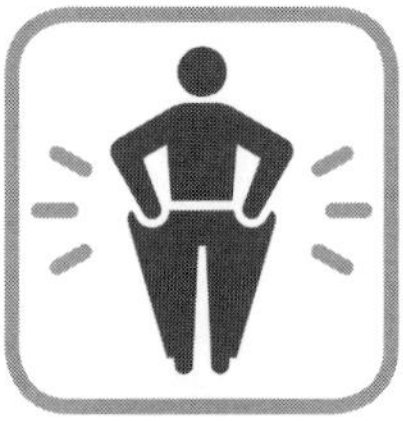

内臓洗浄体操㉘

脛の体操

脛のズボラ筋（腓骨筋・後脛骨筋）を狙い撃ちする体操です。ふくらはぎのポンプ機能が正常化し、肝臓の解毒力がアップ。内臓脂肪・異所性脂肪も解消します。

やり方

①足を肩幅程度に開いて立ち、片足だけ足先を「外側」に向けて立てる。

②立てた指を元に戻し、力を込めて床を踏む。①〜②を10回くり返したら、反対の足でも同様に10回くり返す。

③①と同様に立ち、今度は片足の足先を「内側」に向けて立てる。

④②と同様に床を踏む動作を10回。反対の足でも10回ずつくり返す。

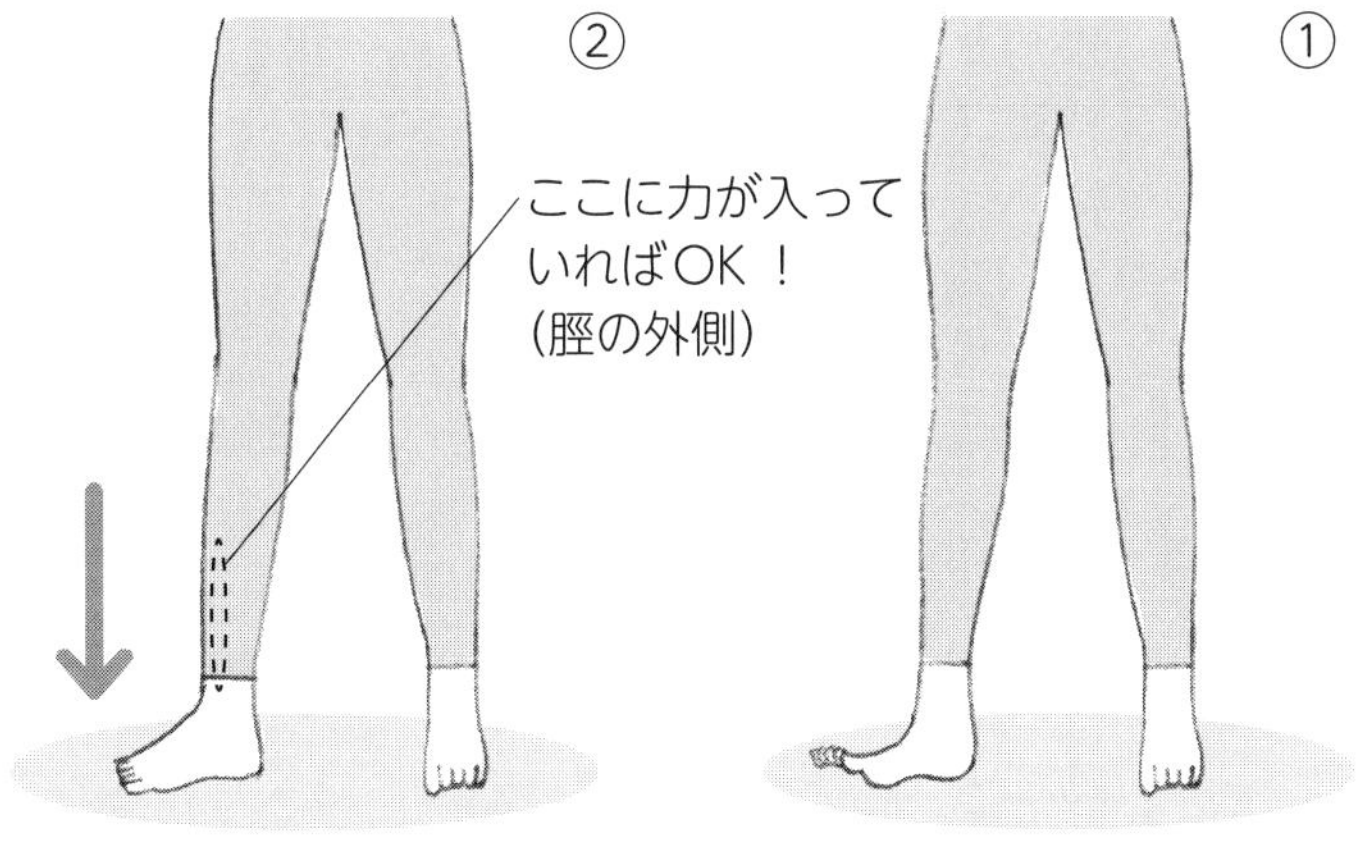
②
①
ここに力が入って
いればOK！
(脛の外側)

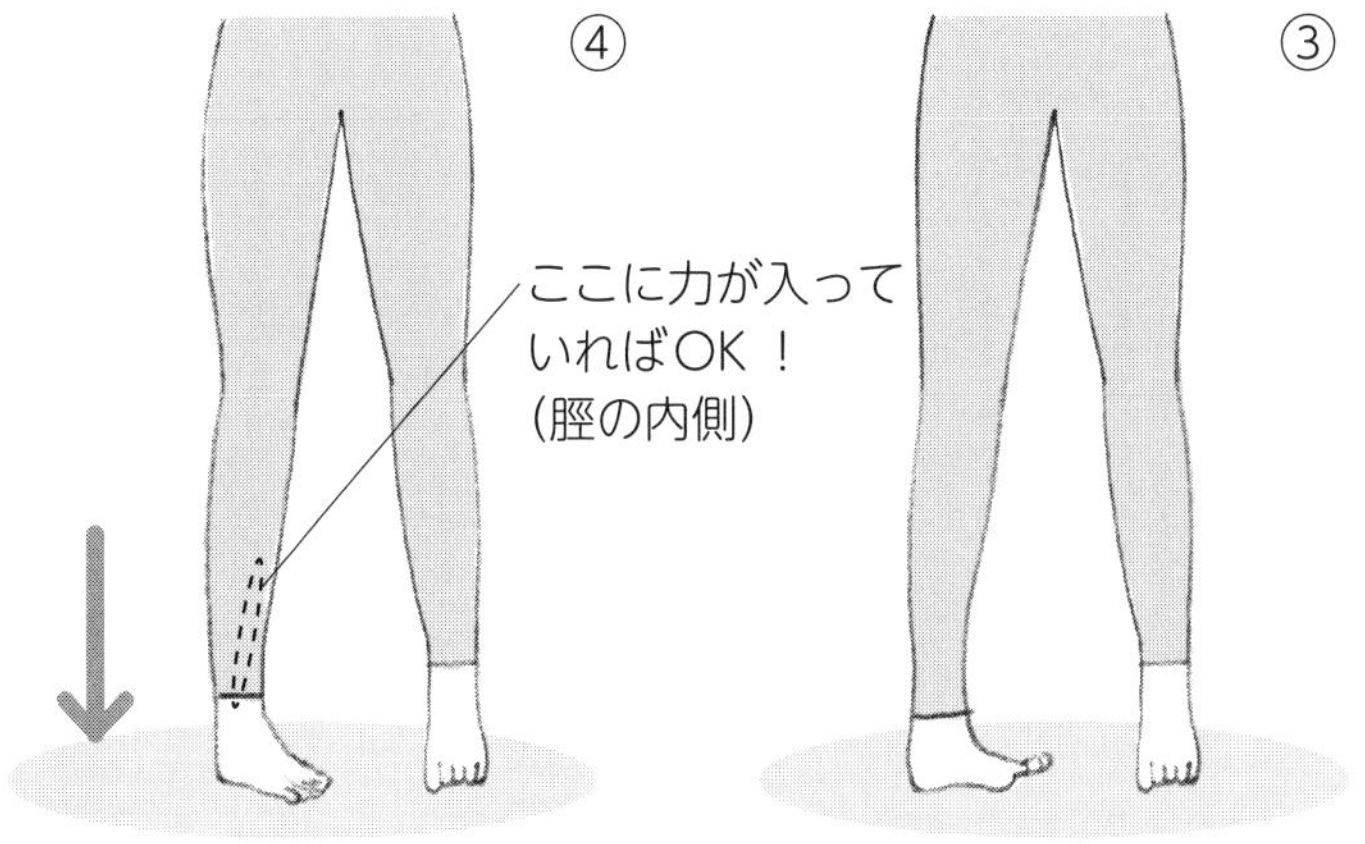
④
③
ここに力が入って
いればOK！
(脛の内側)

POINT

常に、かかとは浮かさず、床につけたまま
床を踏む動作は、クルマのアクセルを踏む感じで

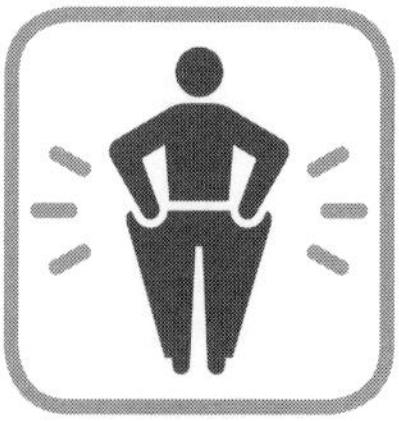

内臓洗浄体操㉙
足指ジャンケン

足の裏のズボラ筋（足の内在筋）を刺激します。足首、足の裏が安定して膝窩《しっか》リンパが流れるので、むくみが解消。頻尿、特に夜間頻尿も改善します。

やり方

①足を肩幅程度に開いて立ち、片足だけ足先を「外側」に向ける。

②外側に向けた足の指を曲げる、伸ばす、をくり返す。足ジャンケンのグーとパーの要領。①〜②を10回くり返したら、反対の足でも同様に10回くり返す。

③①と同様に立ち、今度は片足の足先を「内側」に向ける。

④②と同様に、足の指の曲げ伸ばしを10回。反対の足でも10回ずつくり返す。

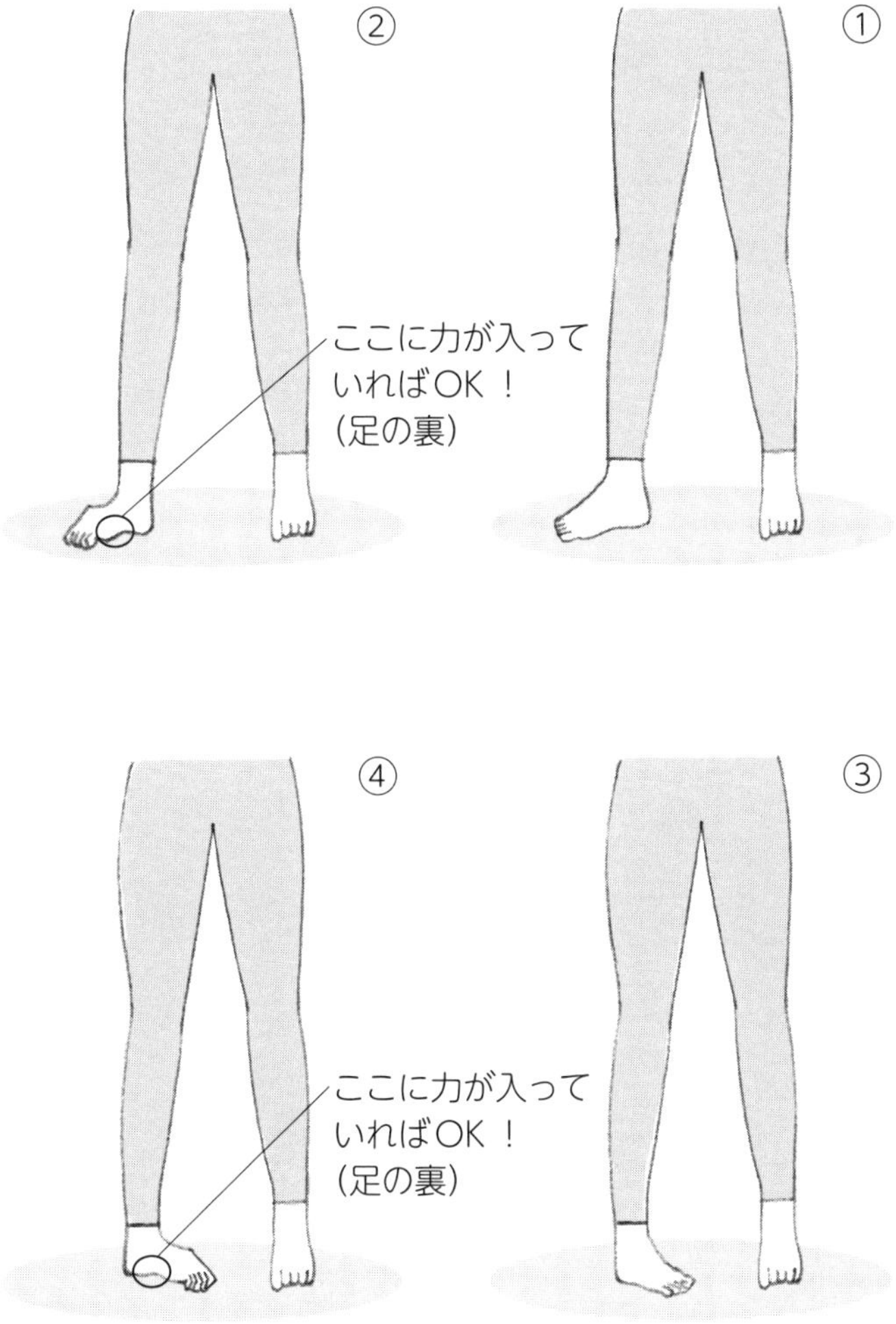
①
②
ここに力が入って
いればOK！
（足の裏）
③
④
ここに力が入って
いればOK！
（足の裏）

POINT

指を曲げるときは、ギューッと力を入れる

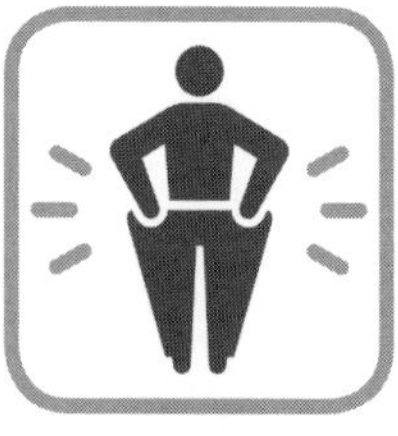

内臓洗浄体操㉚
お相撲さんスクワット

お相撲さんのような姿勢で、股関節や膝を支えているズボラ筋（内側ハムストリングス、内転筋）を狙い撃ちするスクワットです。お腹や下半身やせに絶大な効果があり、腰痛や股関節痛、膝痛も改善します。

やり方

①両足を肩幅に開いて立つ。足先は真正面に向けておくこと。両手は胸の前でクロスさせる。

②ゆっくりと深くおじぎをしながら、同時に膝を曲げていく。ゆっくりと①の姿勢に戻す。これを30回くり返す。

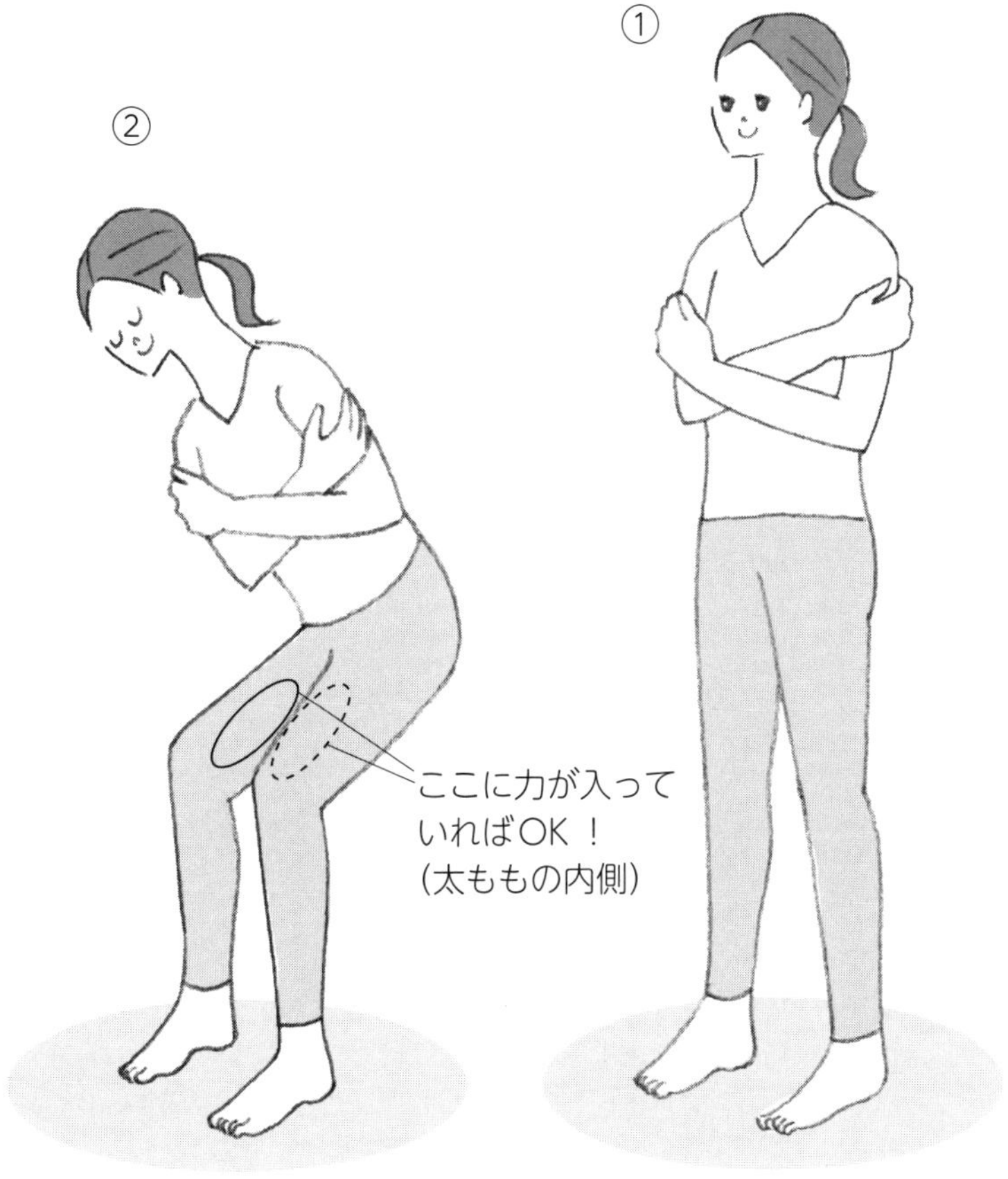
①
②
ここに力が入って
いればOK ！
（太ももの内側）

POINT

曲げるのは膝と股関節だけ。足首は常に90度をキープ
30回がつらい場合は10回を３セットに分けてもOK

おわりに——私のように苦しむ人を減らしたい

肥満や体の不調をそのまま放っておくと非常に危険だということは、本書でくり返しお伝えしてきましたが、実は私自身も、10年ほど前までは「非常に危険」な状態になっていました。恥ずかしながら、ここでは私の体験談をお話ししたいと思います。

現在の私は「闘わない格闘家整体師」と呼ばれることがあります。今は闘っていませんが、高校時代まで本格的に相撲に取り組んでいたのです。

相撲を始めたのは小学生のころ。相性がよかったようで、中学生のときに全国大会出場、高校はスポーツ特待生として入学しました。しかし、そこで待っていたのは過酷な練習の毎日。膝の靭帯《じんたい》を損傷して手術を受け、その後、腰椎椎間板ヘルニアを併発、歩くことはおろか、しゃがむこともできず、トイレもひと苦労。その後、肩関節の手術も受けることとなり、まさに満身創痍《まんしんそうい》で、日常生活もままなりませんでした。

治療を受けると症状は治まりましたが、練習を再開すると再発、のくり返し。このままでは身も心もボロボロになってしまうと思った私は、相撲に別れを告げました。

体がそのような状態なのに、社会人になるとスキーのモーグルに熱中。バカですね……。そのせいで膝や腰の症状は悪化。動けなくなり、どんどん太っていきました。

整形外科や治療院を何軒も渡り歩くも、症状は改善しません。これはもう自分で治すしかないと、脱サラして猛勉強し、鍼灸師と柔道整復師の国家資格を取得。東京の整形外科や有名な接骨院などを転々としながら、3万人以上の施術を経験しました。

資格取得のための勉強で得た知識に治療院での経験を重ね、技術は向上していきましたが、患者さんの症状は改善できても、自分自身の体を治すことはできません。

そんな中、理学療法士の笹川大瑛先生の「笹川メソッド」に出合い、体の痛みやその他の不調の元凶が「ズボラ筋」であることを知りました。

ズボラ筋にフォーカスすれば、対症療法ではなく根本的な改善ができると確信した私は、これまでの施術に加え、ズボラ筋に直接アプローチする施術をプラス。すると、患者さんの症状が驚くほど改善しました。そして、ボロボロだった私の体も見事に修復され、長年悩まされていた膝や腰の痛みから、ついに解放されたのです。

痛みがなくなり、活動量が増えたことで、すっかり溜まってしまっていた内臓脂肪も解消。胃腸の調子がよくなり、肌のくすみもとれ、頭もすっきりして「ああ、これが健康という状態なんだ」と、すっかり忘れていた感覚を取り戻しました。

この経験から、「かつての自分のように痛みや不調に悩んでいる人を1人でも減らしたい」という思いで、ズボラ筋にアプローチした治療技術を教える立場に転向しました。というのも、治療院では患者さん1人ずつしか施術できませんが、私に代わって施術できる治療者が全国に増えれば、それだけ救える人の数が増えるからです。

以来、理学療法士や鍼灸師、整体師、トレーナーなど治療のプロに向けた講習会やセミナーを開いていますが、「一般の方にもこの技術を伝えたい」と考え、誰でも簡単にできるセルフケアを考案。SNSを活用して発信したところ、動画は爆発的に広がり、たくさんの人たちが私のメソッドを学び、実践してくれるようになりました。

ズボラ筋の理論をもとに私が考案したメソッドは、もともとは「痛み」の症状を改善、解消することを目的としていましたが、「気づいたらお腹がへこんでいた」「これまで何をやってもやせなかったのに、1カ月で3kgやせた」という声が寄せられるようになりました。そこで、あらためて中性脂肪・内臓脂肪の解消を目的とした体操を考案。それが、本書でご紹介している「内臓洗浄体操」です。

この体操で私自身も内臓脂肪が減り、血液のさまざまな数値も改善しましたし、動画を配信したところ「悪玉コレステロール値が下がった」「頑固なお腹の脂肪がとれた」「血糖値が下がった」などなど視聴者からも大反響で、効果は実証済みです。

「人生100年時代」といわれて久しいですが、自立して生活できる「健康寿命」と「平均寿命」の差は10歳前後。寝たきりの生活を続けている方も少なくありません。

でも、せっかく延びた寿命です。人生の最後まで自分の足で歩いて、行きたいと思うところに出かけ、スポーツや趣味を思う存分、楽しみたいではありませんか。

1人でも多くの人に、痛みや不調から解放され、毎日楽しく、はつらつと過ごしていただきたい。本書がそのお役に立てましたら、幸いです。

なお、この本をお読みくださった方へのプレゼント動画をご用意しました。インターネット環境のある方はぜひご覧いただき、お役立てください（76ページ参照）。

2022年11月　セルフケア教室nobu先生

〈著者略歴〉
セルフケア教室nobu先生（せるふけあきょうしつ・のぶせんせい）

鍼灸師・柔道整復師・整体師。一般社団法人 日本身体運動科学研究所理事。学生時代、相撲で全国大会出場、相撲部屋から複数のスカウトを受けながらも、膝の靭帯損傷、腰椎椎間板ヘルニアをきっかけに引退。国家資格取得後は治療家として、アスリートから高齢者まで3万人以上を施術。現在は指導者として、理学療法士や鍼灸師、柔道整復師、整体師などプロの治療家に技術を伝授。国内にとどまらず海外からも受講者が訪れる講習会、セミナーを年間100回以上、実施している。2021年にYouTube「セルフケア教室nobu先生／格闘家整体師」を開設し、セルフケア法を公開。チャンネル登録者数112万人を超える人気を獲得（2022年11月現在）。著書に、『ズボラ筋を動かすだけで体がラクになる 関節痛をリセットする3分足踏み体操』（KADOKAWA）がある。

〈監修者略歴〉
石原新菜（いしはら・にいな）

医師。イシハラクリニック副院長。
帝京大学医学部卒業。自然医学の権威である父、石原結實氏とともにメキシコのゲルソン病院、ドイツ・ミュンヘン市民病院の自然療法科、英国のブリストル・キャンサー・ヘルプセンターなどを視察し、自然医学の基礎を養う。クリニックで漢方薬処方を中心とする診療を行うかたわら、テレビ・ラジオへの出演や、執筆、講演活動なども積極的に行う。著書に、『「体を温める」と子どもは病気にならない』（共著、PHP研究所）など多数。

脂肪と老廃物がドバドバ出ていく！
お腹からやせる「内臓洗浄体操」

2023年1月10日　第1版第1刷発行
2024年6月17日　第1版第4刷発行

著　者　セルフケア教室ｎｏｂｕ先生
発行者　村上雅基
発行所　株式会社PHP研究所
京都本部　〒601-8411　京都市南区西九条北ノ内町11
〔内容のお問い合わせは〕暮らしデザイン出版部 ☎075-681-8732
〔購入のお問い合わせは〕普　及　グ　ル　ー　プ ☎075-681-8818
印刷所　大日本印刷株式会社

ISBN978-4-569-85364-2